Monthly Book

Medical Rehabilitation

編集企画にあたって………

　今回の編集に先立ち，2014 年に本誌で「高齢者のフレイル（虚弱）とリハビリテーション」というテーマで特集を担当させていただいている．その後，加齢に対する基礎的な知見の積み重ねとフレイル・サルコペニアに対する臨床的，社会医学的な取り組みが数多く行われてきた．今回は 2025 年を目前として，加齢とそれに伴うフレイル・サルコペニアへの理解と対策が，今後さらに進化する必要性を感じながら，編集を進めさせていただいた．

　加齢に伴い，各臓器の生理機能は徐々に低下し，その予備能力も少なくなっていく．心臓，肺臓および腎臓など重要臓器における生理機能の低下は不可逆的であり，そこには，最近明らかになってきた①臓器のクロストーク，②細胞老化，さらに③慢性炎症に伴う炎症性サイトカインの放出，などが関係するとされている．しかし，筋を中心とした運動器の予備能は高齢者でも改善の余地があり，さらに運動は炎症性のサイトカインの発現を抑制する．筋と多くの臓器のクロストークを考慮すると，加齢に伴うサルコペニアの改善により，臓器の生理機能の低下を緩和できると考えられる．

　このためロコモ・フレイルの検診を行い，早い時期にサルコペニアの予防を行う必要性が大きい．サルコペニアの予防には，運動量の増大と十分な栄養補給が必要であるが，単純に身体を動かすことを示唆したり，食事の提供量を増やすだけでは，その効果が期待できない．人間は社会的な動物であり，周辺からの刺激を伴う喜びを感じる活動と，家庭内での役割の確保，さらには社会への参加を前提にしなければならない．その基盤となるのが，ICF における環境因子と個人因子のポジティブな方向による活動の量と多様性の増大であり，専門的な知識を有するサルコペニア・フレイル指導士の存在や，自らの問題を把握したうえで適切な運動を選ぶことができる NCGG-HEPOP® 2020 などの運動メニューの作成，およびアプリの開発は環境因子に影響を与え，また，WHO が提唱する intrinsic capacity の改善により個人因子の底上げを期待できる．

　栄養補給には，口腔・咽頭における食物の取り込みと処理にも注意を払う必要がある．オーラルフレイルは，それが原因にも結果にもなり得るという観点から理解していくべきである．また，こういった努力の結果として，延伸化された健康寿命も，同時に不健康寿命も十分に考慮されないままの医療技術の適用によって徒に伸びてしまうことに注意を払う必要がある．今回の特集が健康な長寿を楽しめる高齢者の生活につながっていくことを期待してやまない．

2022 年 4 月
近藤和泉

Key Words Index

Writers File

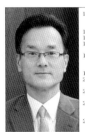

荒井秀典
（あらい ひでのり）

1984年	京都大学卒業 同大学医学部附属病院内科
1985年	島田市立島田市民病院
1988年	京都大学医学部修了
1991年	同大学老年科 同，助手
1993年	カリフォルニア大学サンフランシスコ校ポストドクトラル，フェロー
1997年	京都大学老年内科，助手
2002～04年	文部科学省研究振興局，学術調査官
2003年	京都大学大学院医学研究科加齢医学，講師
2009年	同大学大学院医学研究科人間健康科学系専攻，教授
2015年	国立長寿医療研究センター，副院長 同センター老年学・社会科学研究センター長（兼務）
2018年	同センター，院長
2019年	同センター，理事長

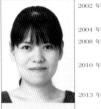

大沢愛子
（おおさわ あいこ）

2002年	和歌山県立医科大学卒業 同大学附属病院診療医臨床研修
2004年	川崎医科大学リハビリテーション科，臨床助手
2008年	埼玉医科大学，助教/同大学国際医療センターリハビリテーション科，医員（兼務）
2010年	同大学リハビリテーション科，講師/同大学国際医療センターリハビリテーション科，副診療科長（兼務）
2013年	国立長寿医療研究センター機能回復診療部，医長
2014年	同センター認知行動科学研究室（現：認知症支援・ロボット応用研究室），室長
2017年	同センターリハビリテーション科，医長

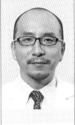

金治有彦
（かなじ ありひこ）

1994年	慶應義塾大学医学部卒業 同大学整形外科，研修医
1995年	国立埼玉病院出向
1996年	荻窪病院出向
1997年	慶應義塾大学整形外科，助手（専修医） 同科，助手 同大学リハビリテーションセンター出向
1998年	国立小児病院出向
2000年	稲城市立病院出向 慶應義塾大学整形外科，助手
2002年	国立成育医療センター成育遺伝研究部，共同研究員（国内留学）
2003年	藤田保健衛生大学，助手（定員外）
2005年	同，講師（定員外）
2007年	米国Rush大学医学部整形外科，博士研究員（留学）
2008年	同大学解剖学教室，博士研究員（留学）
2009年	藤田保健衛生大学，講師（定員外）
2012年	慶應義塾大学整形外科，助教 同，講師（学部内）
2015年	同，専任講師
2021年	藤田医科大学整形外科機能再建学，臨床教授

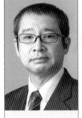

近藤和泉
（こんどう いずみ）

1982年	弘前大学医学部卒業
1995年	同大学医学部附属脳神経疾患研究施設リハビリテーション部門，助教授
2006年	輝山会記念病院，副院長
2008年	藤田保健衛生大学藤田記念七栗研究所リハビリテーション研究部門，教授
2010年	国立長寿医療研究センター
2015年	同健康長寿支援ロボットセンター，センター長（現在に至る）
2022年	厚生労働省老健局参与 Member at large, World Federation of Neurorehabilitation/国立長寿医療研究センター，病院長

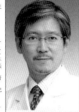

佐竹昭介
（さたけ しょうすけ）

1990年	高知医科大学（現：高知大学医学部）卒業
1998年	名古屋大学大学院博士課程修了
2002年	国立療養所中部病院（現：国立長寿医療研究センター）高齢者総合診療科
2010年	国立長寿医療研究センター高齢者総合診療科，医長
2012年	老年学・社会科学研究センターフレイル研究部，室長（兼務）
2020年	国立長寿医療研究センター老年内科，部長／老年学・社会科学研究センターフレイル研究部，室長（兼務）
2021年	国立長寿医療研究センター老年内科，部長／老年学，副部長（兼務）

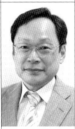

鈴木隆雄
（すずき たかお）

1982年	東京大学大学院理学系研究科博士課程修了
1990年	東京都老人総合研究所，研究室長（疫学）
1995～2005年	東京大学大学院生命環境専攻分野，客員教授
1996年	東京都老人総合研究所，研究部長
2000年	同研究所，副所長
2003～10年	首都大学東京大学院，客員教授
2009年	国立長寿医療センター研究所，所長
2015年	桜美林大学大学院国際学術研究科，教授／同大学老年学総合研究所，所長（兼務） 国立長寿医療研究センター，理事長特任補佐

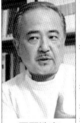

平野浩彦
（ひらの ひろひこ）

1990年	東京都老人医療センター歯科口腔外科，研修医
1991年	同東京第二病院口腔外科，研修医
1992年	東京都老人医療センター歯科口腔外科，主事
2002年	同センター，医長（東京都老人医療センター・東京都老人総合研究所の組織編成により東京都健康長寿医療センターへ名称変更）
2009年	東京都健康長寿医療センター研究所，専門副部長
2016年	同センター歯科口腔外科，部長
2019年	同，部長／同センター自立促進と精神保健研究チーム，研究部長（兼務）

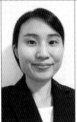

星野晶子
（ほしの あきこ）

2018年	滋賀医科大学医学部卒業 和歌山県立医科大学附属病院卒後臨床研修センター
2020年	同大学リハビリテーション医学講座入局 同大学附属病院リハビリテーション科
2021年	貴志川リハビリテーション病院リハビリテーション科

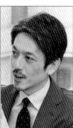

山田　実
（やまだ みのる）

2010年	神戸大学大学院医学系研究科博士後期課程修了　博士（保健学） 京都大学大学院医学研究科人間健康科学系専攻，助教授
2014年	筑波大学人間系，准教授
2019年	同，教授

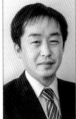

山本和義
（やまもと かずよし）

2001年	大阪大学医学部卒業 大阪大学第2外科入局，研修医
2002年	堺市立堺病院
2011年	大阪大学大学院医学系研究科消化器外科学博士課程修了 国立病院機構大阪医療センター
2016年	NTT西日本大阪病院
2017年	大阪府立大阪国際がんセンター消化器外科，副部長
2020年	大阪大学大学院医学系研究科消化器外科学，助教授

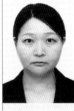

吉村和代
（よしむら かずよ）

2006年	西日本リハビリテーション学院卒業 高木病院リハビリテーション科
2012年	国際医療福祉大学大学院医療福祉学研究科保健医療学専攻理学療法学分野修了
2017年	帝京大学福岡医療技術学部，助教授

Contents

超高齢社会に備えた サルコペニア・フレイル対策 ―2025年を目前として―

編集企画／国立長寿医療研究センター病院長　近藤和泉

Monthly Book

MEDICAL REHABILITATION No. 274/2022.5 目次

編集主幹／宮野佐年　水間正澄

全日本病院出版会のホームページの
"きっとみつかる特集コーナー"をご利用下さい‼

- ☺学会売上好評書籍のご案内や関連特集本コーナーで欲しい書籍が見つかりやすくなりました。
- ☺定期雑誌の最新号や、新刊書籍の情報をすばやくお届けします。
- ☺検索キーワードの入力でお探しの本がカンタンに見つかる、便利な「検索機能」付きです。
- ☺雑誌・書籍の目次、各論文のキーポイントも閲覧できます。

click

zenniti.com

| 全日本病院出版会 | 検索 |

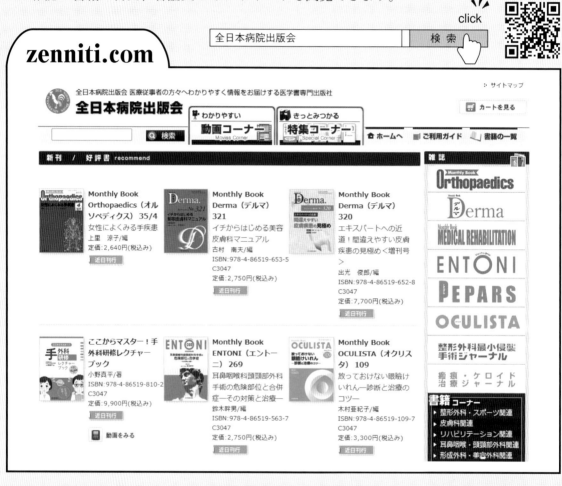

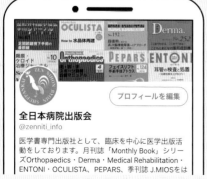

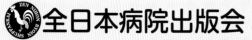
全日本病院出版会　〒113-0033 東京都文京区本郷 3-16-4　Tel:03-5689-5989
www.zenniti.com　　　　　　　　　　　　　　　　　　　Fax:03-5689-8030

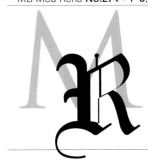

特集／超高齢社会に備えたサルコペニア・フレイル対策
—2025 年を目前として—

フレイル健診

荒井秀典*

Abstract 2020 年 4 月に，後期高齢者の健診項目のなかに 15 項目の質問票が追加された．これまでの特定健診は主として 74 歳までが対象となり，メタボ健診といわれていた．すなわち，肥満などの生活習慣病の評価と指導を行うことにより，糖尿病や脳心血管病の予防となり，健康寿命の延伸をはかることが主たる目的であった．一方，高齢者においては脳心血管病とともに，フレイル，認知症などの老年症候群がその生活の質や生活機能の低下にかかわることが明らかになっており，健診においても，フレイル予防の視点の必要性が指摘されていた．今回の後期高齢者質問票は，フレイル予防の重要性も考慮した内容になっている．フレイル健診においては，保健指導とともにかかりつけ医にもその結果をもとに適切な対応が求められる．

Key words 後期高齢者(late stage elderly)，フレイル(frailty)，保健指導(health guidance)，多職種協働(multidisciplinary collaboration)

はじめに

20 世紀後半以降，我が国でも糖尿病と肥満の有病率が増加していることを受け，2008 年より特定健診や保健指導でメタボリックシンドロームに着目した施策が導入された．確かに，メタボリックシンドロームの増加により脳心血管病の増加が懸念され，その制圧が必要なことは間違いない．高齢者においては脳心血管病の予防は重要であり，実際，男性の要介護要因の第 1 位は脳卒中である．一方，75 歳以上の高齢者の要介護要因の多くは，認知症，高齢による衰弱，転倒・骨折，関節疾患となっている．すなわち，健康長寿の達成には脳心血管病の予防とともに，認知症などによって要介護に陥らないようにすることも重要である．

高齢者においては肥満とともに痩せも生命予後に大きくかかわることから，中年期に行っていたメタボ対策をどこまで継続するかは大きな問題と

なっている．すなわち，高齢者においては肥満，糖尿病対策を講じながら，要介護にならないようフレイル対策も講じる必要がある．

高齢者の健康寿命延伸をはかるためにはこのような状況を鑑み，健診における指導法を考え直す必要がある．そのため，75 歳以上の方に適した健康診断問診票が改訂され，2020 年 4 月から実施されることになった(**表1**)．これにより，高齢者の特性を踏まえた健康状態を総合的に把握できるようになった．診療や通いの場などにおいても質問票を用いて健康状態を評価することにより，住民や保健事業・介護予防担当者などが高齢者のフレイルに対する関心を高め，生活改善を促すことが期待される．本質問票で問題が指摘された場合には，厚生労働省により保健指導のマニュアルが作成されているが，医療現場においても保健指導とともに一貫した方針で医療を行う必要性から，日本老年医学会が作成した「かかりつけ医のための

* Hidenori ARAI，〒 474-8511 愛知県大府市森岡町 7-430 国立長寿医療研究センター，理事長

表 1．後期高齢者の質問票

	質問文	回答
1	あなたの健康状態はいかがですか	① よい ② まあよい ③ ふつう ④ あまりよくない ⑤ よくない
2	毎日の生活に満足していますか	① 満足 ② やや満足 ③ やや不満 ④ 不満
3	1日3食きちんと食べていますか	① はい ② いいえ
4	半年前に比べて固いもの(＊)が食べにくくなりましたか ＊さきいか，たくあんなど	① はい ② いいえ
5	お茶や汁物等でむせることがありますか	① はい ② いいえ
6	6カ月間で2〜3kg以上の体重減少がありましたか	① はい ② いいえ
7	以前に比べて歩く速度が遅くなってきたと思いますか	① はい ② いいえ
8	この1年間に転んだことがありますか	① はい ② いいえ
9	ウォーキング等の運動を週に1回以上していますか	① はい ② いいえ
10	周りの人から「いつも同じことを聞く」などの物忘れがあると言われていますか	① はい ② いいえ
11	今日が何月何日かわからない時がありますか	① はい ② いいえ
12	あなたはたばこを吸いますか	① 吸っている ② 吸っていない ③ やめた
13	週に1回以上は外出していますか	① はい ② いいえ
14	ふだんから家族や友人と付き合いがありますか	① はい ② いいえ
15	体調が悪いときに，身近に相談できる人がいますか	① はい ② いいえ

(厚生労働省：高齢者の保健事業と介護予防の一体的な実施の推進に向けた
プログラム検討のための実務者検討班報告書，より一部抜粋)

対応マニュアル」を中心に質問項目ごとに解説する．

1．あなたの健康状態はいかがですか

この質問に対して，健康状態はあまりよくない，またはよくないと答えた場合には，身体疾患の発症，増悪に加え，老年症候群，薬物有害事象，うつが主たる原因として想定される．身体疾患についての関与を評価するとともに，薬剤による有害事象の有無を確認する必要がある．また，うつ，アパシーの有無を判断し，生活環境との関係を見直すべきである．

主な評価・検査としては，身体疾患や老年症候群についての鑑別診断を行うとともに，服薬アドヒアランスとともに服用薬剤のレビューを行い，薬物有害事象による健康状態への影響の有無を検討する．また，高齢者においてはうつ，意欲の評価も重要であり，疾患・老年症候群とともに生活支援者や介護者，社会資源の評価も行っておくと，治療の過程で参考になることがある(図1)．

2．毎日の生活に満足していますか

この質問に対して，やや不満，または不満と答えた場合には，慢性疼痛，うつ，不眠，アパシー，頻尿，孤独などを想定して，経済・社会状況要因も含めて検討が必要である．評価・検査としてはうつなどの老年症候群の有無，QOL評価，意欲の評価，経済・社会状況の評価が必要となる．そのうえで，原因疾患や老年症候群があれば，それに対する治療を行い，うつ病が疑われれば，必要に応じて専門医への紹介も検討すべきである．また，インフォーマル，フォーマルな社会資源の活用についても検討を行う(図2)．

3．1日3食きちんと食べていますか

この質問に対して，きちんと食べていないと答えた場合，食欲低下を起こす各種疾患に加え，認知症・うつなどの老年症候群，薬物による有害事象の有無に関して鑑別診断を行う．その過程で，body mass index(BMI)，アルブミンやmini-nutritional assessment-short form(MNA-SF)などを利用した栄養状態の評価，食欲低下の原因となる疾患の鑑別，うつ・認知症・意欲の評価，口腔機能，味覚・嗅覚の評価を行うことにより，原因を特定する．味覚障害がある場合には，血清亜

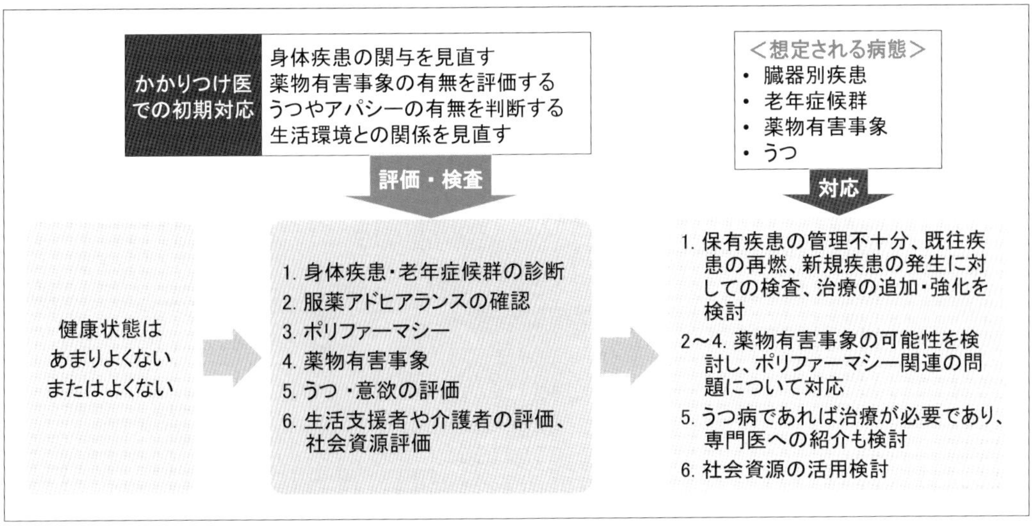

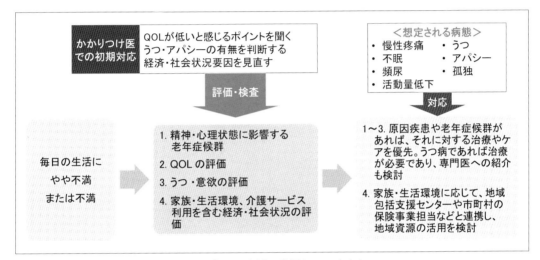

図 1. あなたの健康状態はいかがですか

図 2. 毎日の生活に満足していますか

鉛濃度の測定も考慮する．また，高齢者において
は家族・住宅環境，経済状況が原因となることも
あるため，本人だけでなく必要に応じて家族から
の情報収集も必要である．生活機能に応じて介護
認定の必要性について考えておくべきである．口
腔機能の低下が疑われる場合には，歯科との連携
をはかる（**図 3**）．

4．半年前に比べて固いものが食べにくくなりましたか

固いものが食べにくくなったと回答した場合に
は，齲歯や歯周病などの歯科的問題，義歯の不具
合に加え，咀嚼力の低下を想定して，口腔機能の
評価を包括的に行うべきである．また，すでに栄

養状態に影響が出ているかどうかについての栄養
評価とともに，サルコペニアの合併による咀嚼力
低下を考慮し，握力や指輪っかテストなどを実施
し，サルコペニアの簡易的な鑑別を行う（**図 4**）．
サルコペニアに関しては，握力が男性28 kg未満，
女性18 kg未満である，もしくは5回椅子立ち上
がりテストで12秒以上かかる場合に，サルコペニ
アの可能性ありと判断し，運動介入や栄養介入を
行う．

5．お茶や汁物等でむせることがありますか

むせることがあると回答した場合には，嚥下機
能障害やサルコペニアを想定して，肺炎や脳血管
障害の既往の有無を確認するとともに，嚥下にか

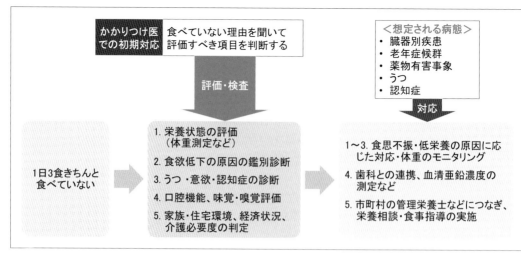

図 3. 1日3食きちんと食べていますか

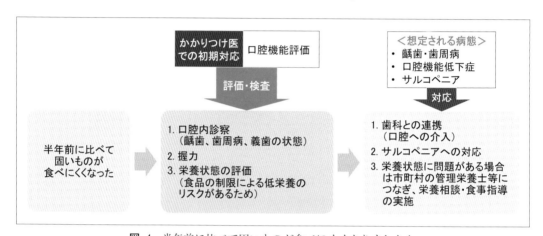

図 4. 半年前に比べて固いものが食べにくくなりましたか

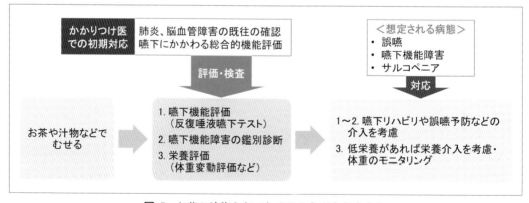

図 5. お茶や汁物などでむせることがありますか

かわる総合的な機能評価が必要となる．具体的には反復唾液嚥下テストなどにより，嚥下機能の評価や栄養評価を行う．必要に応じて耳鼻科医などとの連携を考慮するとともに，低栄養があれば栄養介入を考慮する．また，誤嚥性肺炎の予防のため嚥下リハビリテーションを行うとともに，口腔ケアなど専門職との連携を考慮する（図5）．

6．6カ月間で2～3kg以上の体重減少がありましたか

意図しない体重減少があった場合には，がんな

4

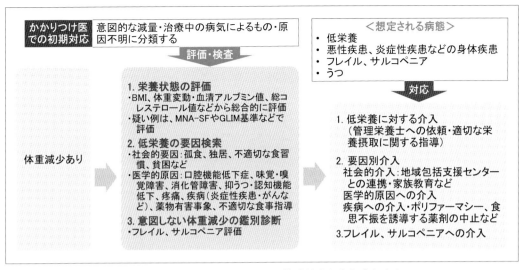

図 6. 6 カ月間で 2〜3 kg 以上の体重減少がありましたか

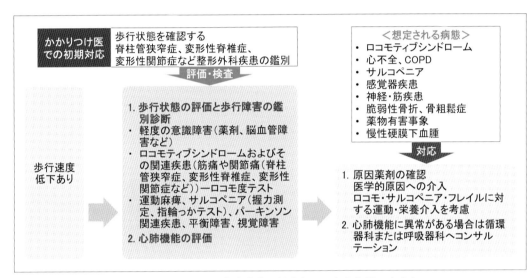

図 7. 以前に比べて歩く速度が遅くなってきたと思いますか

どの悪性疾患，リウマチ性多発性筋痛症などの炎症性疾患，うつ病などの疾患とともに低栄養，フレイル，サルコペニアを想定した評価が必要となる．栄養状態は，BMI，血清アルブミン，総コレステロール値とともに MNA-SF などで評価を行う．また，低栄養の要因検索として，図 6 に示すような医学的要因だけでなく，社会的要因についても評価が必要であり，それらが否定される場合にはサルコペニア，フレイル[1]の診断を行う．低栄養に対する介入については，管理栄養士と連携し，原因に応じて社会的介入，医学的介入を検討する．フレイル，サルコペニアがある場合には，ガイドラインに則して対応を検討するか，専門医

療機関との連携を考慮する．

7．以前に比べて歩く速度が遅くなってきたと思いますか

歩行速度の低下を自覚する場合に想定される病態は図 7 に示すように多数ある．特に，ロコモティブシンドローム，サルコペニアの評価が重要であるが，心不全，COPD（chromic obstructive pulmonary disease），神経疾患，感覚器疾患とともに薬物による有害事象を疑うことも必要である．ロコモティブシンドロームについては，ロコモチャレンジ！推進協議会のホームページ〔https://locomo-joa.jp/about/〕に詳細な評価法・対策がまとめられているので参照されたい．サル

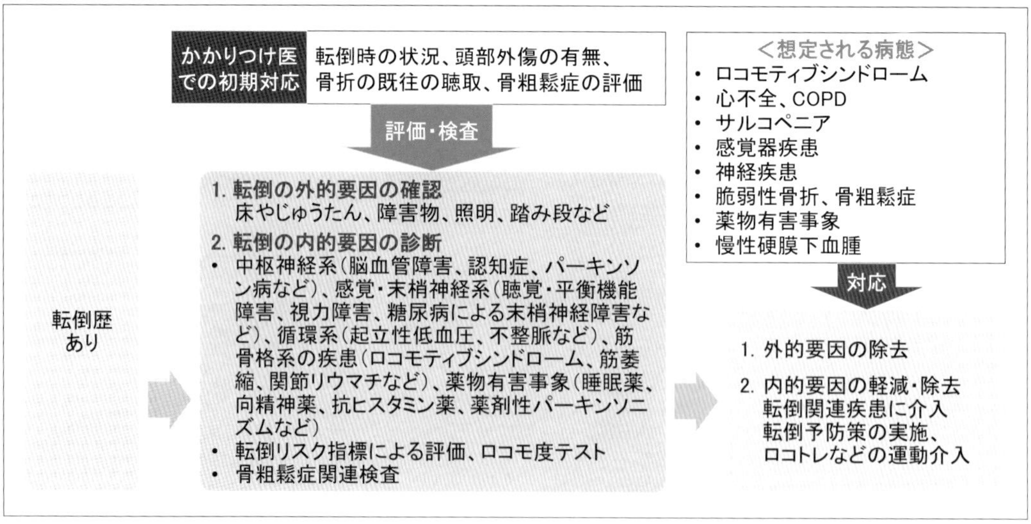

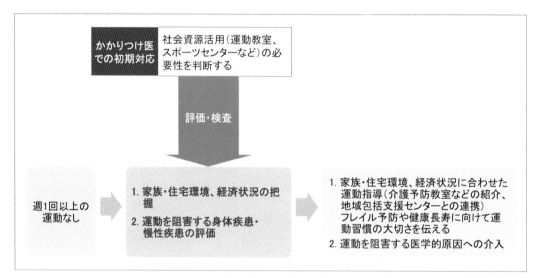

図 8. この 1 年間に転んだことがありますか

図 9. ウォーキング等の運動を週に 1 回以上していますか

コペニアの診断・治療については，サルコペニア診療ガイドライン 2017 年版[2]を参照されたい．歩行状態の評価については，整形外科疾患だけでなく，脳神経疾患や循環器・呼吸器疾患の鑑別も必要である．そのうえで，ロコモ・フレイル・サルコペニアに対する対策を行うべきか，脳神経内科，循環器内科，呼吸器内科と連携するべきかを判断する．

8．この 1 年間に転んだことがありますか

転倒は重要な老年症候群の 1 つであり，転倒歴がなくとも転倒リスク評価は重要であり，転倒リスクがある場合には，**図 8** に示すように内的・外的要因を包括的に評価し，対策を講じる必要があ

る．**図 7** と同様の病態を想定して，転倒リスク評価を行い，外的要因は可能な限り除去し，内的要因の軽減・除去も試みることが必要である．

9．ウォーキング等の運動を週に 1 回以上していますか

この質問は日常的に外出習慣があり，社会的活動を行っているかどうかについて聞いている．週 1 回以上の運動や外出がない場合には，社会資源の活用が可能かを評価するとともに，外出を阻害する家族・住宅環境を把握し，運動を阻害する身体疾患・慢性疾患を評価し，可能な介入を行う（**図 9**）．

6

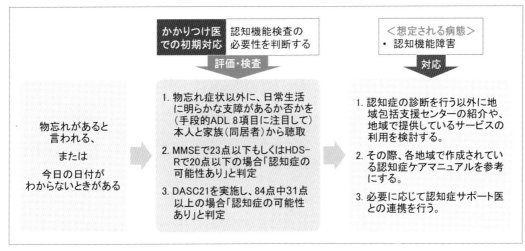

図 10.

(1) 周りの人から「いつも同じことを聞く」などの物忘れがあると言われていますか.
(2) 今日が何月何日かわからない時がありますか.

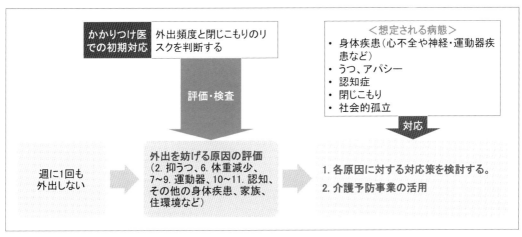

図 11. 週に1回以上は外出していますか.

10. 周りの人から「いつも同じこと」を聞く」など の物忘れがあると言われていますか

11. 今日が何月何日かわからない時があります か.

これらの質問にチェックがついた場合には,認知機能低下を疑う必要がある. **図10**に示すように,ADL評価に加えて,MMSE(mini mental state examination:ミニメンタルステート検査),HDS-R(長谷川式簡易知能評価スケール)などの認知機能検査を実施するとともに,DASC 21〔https://dasc.jp/about〕などの評価を用いることもできる.本人のみならず,できれば家族介護者からの情報も得るようにし,必要に応じて認知症

サポート医,認知症疾患医療センターなどとの連携を考慮すべきである.

12. あなたはたばこを吸いますか

喫煙している場合には,COPD を想定して,胸部 X 線検査を行うとともに,必要に応じて呼吸器機能検査を行う.

13. 週に1回以上は外出していますか

この質問に関して,週に1回も外出しないと回答した場合には,閉じこもりや社会的孤立を考慮して,外出を妨げる原因の評価を行う.原因が同定されれば,各原因に対する対応策を検討するとともに,介護予防事業の活用を考慮する(**図11**).

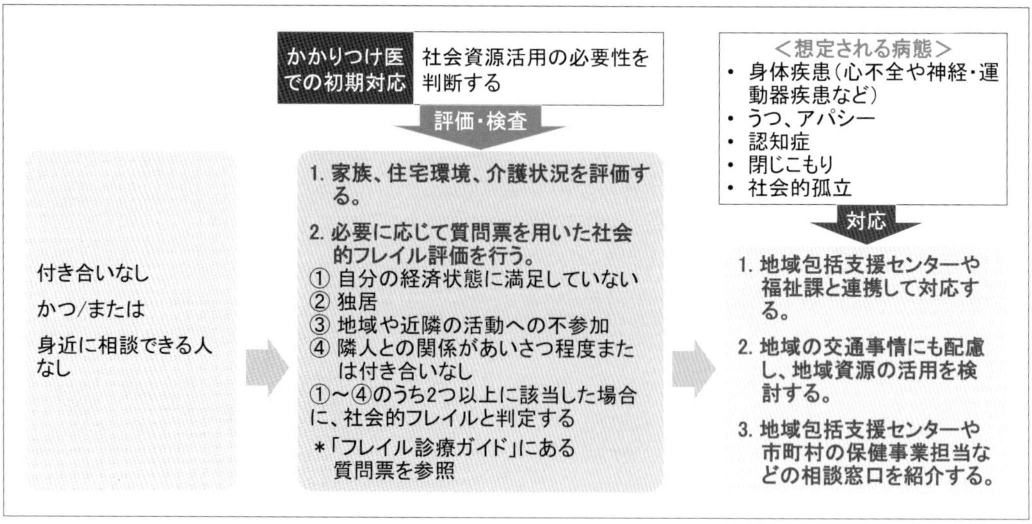

図 12.

(1)ふだんから家族や友人と付き合いがありますか.
(2)体調が悪いときに，身近に相談できる人がいますか.

14. ふだんから家族や友人と付き合いがありますか

15. 体調が悪いときに，身近に相談できる人がいますか

いずれかにチェックがついた場合には，閉じこもりや社会的孤立を疑うとともに，身体疾患の合併やうつ，アパシー，認知症などの有無を鑑別すべきである．**図 12**に示すように，家族，住宅環境，介護状況を評価し，社会資源の活用を考慮する．

おわりに

本稿で紹介した 75 歳以上の高齢者のための質問票により，後期高齢者の健康状態，運動能力，栄養状態などを把握し，適切な疾病管理とともにフレイル予防を実臨床において行うことで，健康寿命の延伸がはかられることが期待される．さらに具体的な評価ツールについては，改訂版健康長寿診療ハンドブック[3]などを参照されたい．

文　献

1) 一般社団法人日本老年医学会：荒井秀典（編），フレイル診療ガイド 2018 年版，ライフサイエンス，2018.
2) 日本サルコペニア・フレイル学会：サルコペニア診療ガイドライン 2017 年版，ライフサイエンス出版，2017.
3) 日本老年医学会（編），改訂版健康長寿診療ハンドブック第 2 版，メジカルビュー，2019.

四季を楽しむ

ビジュアル 嚥下食レシピ

好評書

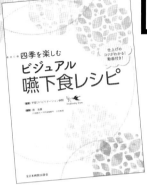

監修・執筆　宇部リハビリテーション病院
田辺のぶか，東　栄治，米村礼子

UR
Swallowing Team

編集　原　浩貴(川崎医科大学耳鼻咽喉科　主任教授)

2019年2月発行　B5判　150頁　定価3,960円(本体3,600円＋税)

見て楽しい、食べて美味しい、四季を代表する22の嚥下食レシピを掲載！
お雑煮からバーベキュー、ビールゼリーまで、イベント食、お祝い食に大活躍！
詳細な写真付きの工程説明と、仕上げのコツがわかる動画で、作り方が見て
わかりやすく、嚥下障害の基本的知識も解説された、充実の1冊です。

食べやすさ，栄養，見た目，
味を追及したレシピ！

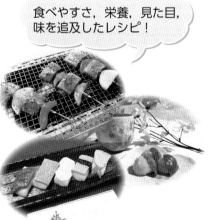

豊富な写真で工程
が見てわかる！

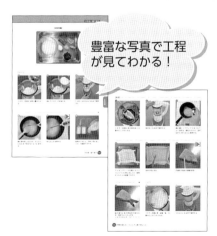

動画付きで仕上げの
コツが見てわかる！

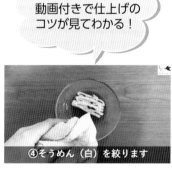
④そうめん（白）を絞ります

ZEN NIHON BYOIN SHUPPANKAI
全日本病院出版会
www.zenniti.com
〒113-0033 東京都文京区本郷3-16-4　Tel：03-5689-5989
Fax：03-5689-8030

MB Med Reha No.274：10-15, 2022

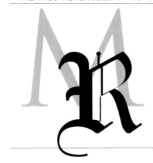

特集／超高齢社会に備えたサルコペニア・フレイル対策
―2025 年を目前として―

サルコペニアの予防

山田　実*

　Abstract　　サルコペニアとは，加齢に伴う骨格筋量減少・筋力低下を意味する．地域の介護予防事業のなかで，このサルコペニアの予防・対策を実践していくうえでは，運動と栄養という可変的因子へ適切な介入を実施することが重要である．さらに，このような効果の期待が持てる介入を，どのような体制で，どのような制度のなかで，どのように継続していくのかが求められている．超高齢社会のなかで，シームレスなサルコペニア対策を実施し介護予防を実現していくために，各種専門職と行政関係者が，適切な連携を重ねながら地域基盤を強化していくことが必要であろう．

　Key words　　サルコペニア（sarcopenia），介護予防（care prevention），運動（exercise）

はじめに

　「サルコペニア」は，1989 年に Rosenberg がギリシャ語で筋肉を意味する「sarx」と，喪失を意味する「penia」を組み合わせ提唱した造語であり[1]，加齢に伴う骨格筋量減少・筋力低下を意味する．サルコペニアは有病率が高く[2]，転倒や骨折，要介護や死亡などの有害健康転帰への影響が大きいことから[3]，様々なセッティングにおいてその管理が重視されている．サルコペニアの原因は多岐にわたるが，現時点で可変的要因と考えられているのが運動と栄養であり，これらに対する介入がガイドラインでも推奨されている[4]．

　「介護予防」は，現在では市民権を得た用語となっているが，要介護状態になるのを未然に防ぐことを目的に，2006 年度より全国の自治体で導入されるようになった事業である．この介護予防においては，運動，栄養，社会参加が 3 つの柱とされ，これらを軸に要介護化への進展を予防・遅延させることが目標とされている．ここでは，介護予防事業のなかで，どのようにサルコペニアの予防・対策を実践していくのかを概説する．

サルコペニアの判定

　サルコペニアの判定にはいくつかの国際基準があるが，ここではアジアのサルコペニアワーキンググループが 2019 年に報告した基準（Asian working group for sarcopenia；AWGS 2019）について概説する[5]．高齢化が進むアジアの国々では，地域にサルコペニア，およびその予備軍の高齢者が多いことから，AWGS 2019 ではクリニカルだけでなくコミュニティーセッティングを設け，それぞれからサルコペニアの判定を行うようにしている（図 1）．判定指標は，筋力，身体機能，骨格筋量であり，それぞれの基準値は，アジア各国の代表的なコホート研究のデータや有識者による合議により決定されている（表 1）．

　クリニカルセッティングの流れについて説明する．ここでは，臨床症状やスクリーニング検査より，サルコペニアの可能性のある高齢者を発見す

* Minoru YAMADA，〒 112-0012 東京都文京区大塚 3-29-1 筑波大学東京キャンパス文京校舎　筑波大学人間系，教授

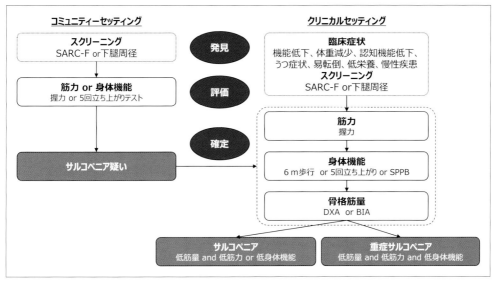

図 1. AWGS2019 の診断アルゴリズム

（文献 5 より引用）

表 1. AWGS2019 の各測定基準値

	男性	女性
下腿周囲径	＜34 cm	＜33 cm
SARC-F	≧4	
握力	＜28 kg	＜18 kg
5 回立ち上がり	≧12 sec	
歩行速度	＜1.0 m/sec	
SPPB	≦9	
SMI（BIA）	＜7.0 kg/m²	＜7.0 kg/m²
（DXA）	＜7.0 kg/m²	＜5.4 kg/m²

（文献 5 より作図）

るところから始まる．臨床症状としては機能低下や体重減少など，スクリーニング検査としてはSARC-F や下腿周径が挙げられる．その後，筋力（握力），身体機能(歩行速度，5 回立ち上がり，short physical performance battery；SPPB)，骨格筋量(dual-energy x-ray absorptiometry；DXA もしくは bioelectrical impedance analysis；BIA)の計測を行う．サルコペニアの判定には，骨格筋量減少が必須条件となり，これに加えて筋力低下，もしくは身体機能低下が認められる場合に「サルコペニア」と判定する．なお，骨格筋量減少，筋力低下，身体機能低下の3指標ともに該当する場合には「重症サルコペニア」と判定する．

コミュニティーセッティングでは，サルコペニアの疑いを有するほうの判定が重視されている．握力もしくは5回立ち上がりテストにおいて，基準値を下回った場合に「サルコペニア疑い」と判定する．コミュニティーセッティングでは，骨格筋量の計測まで実施することが困難であることが多いため，広く筋力低下のスクリーニングを行い，このサルコペニア疑いが認められれば適切な介入へと促すことが推奨されている．

見逃してはならない筋力低下

「ダイナペニア」は，加齢に伴う筋力低下を指し[6]，前述のサルコペニア疑いがおおむねダイナペニアに相当する．サルコペニアは骨格筋量減少と筋力低下を指すことから，サルコペニアはダイ

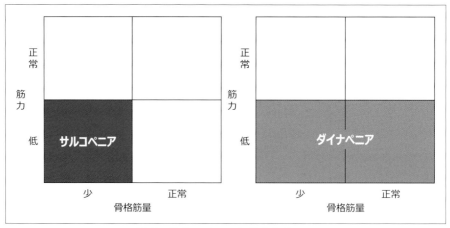

図 2. サルコペニアとダイナペニア

表 2. 運動の効果

アウトカム	運動プログラム（全般）	サブグループ解析（運動種目）				サブグループ解析（総実施時間）				
		レジスタンス運動	バランス運動	ウォーキング運動	マルチコンポーネント*	8～12時間	13～24時間	25～48時間	49～72時間	73時間以上
入院	×	—	—	—	×	—	—	×	—	×
要介護	—	—	—	—	—	—	—	—	—	—
転倒	○	○	—	—	○	×	○	○	—	○
転倒外傷	○	×	—	—	○	—	—	—	—	×
QOL	○	○	—	—	×	—	○	○	×	×
ADL	○	×	—	—	○	—	—	×	×	○
うつ	○	○	—	—	×	—	○	×	×	×
身体活動	○	×	—	○	○	—	—	×	—	○
SPPB	○	—	—	—	○	—	—	—	—	—
移動能力	○	○	○	×	○	○	×	○	○	×
握力	○	○	—	○	○	—	—	×	○	○
下肢筋力	○	○	○	○	○	○	○	○	○	○
立ち座り	○	×	○	×	○	×	○	×	×	○
BBS	○	×	○	—	○	—	×	—	—	○
片脚立位	○	×	×	×	○	○	○	○	×	×
骨格筋量	○	○	—	×	×	—	—	—	—	×

○：介入効果あり，×：介入効果なし，—：検証できず
*マルチコンポーネント：レジスタンス，バランス，ウォーキングの 2 種類以上の組み合わせ

（文献 9 より作図）

ナペニアに包含される概念となる．ダイナペニアのなかには，サルコペニアと非サルコペニアの 2 種類のタイプが含まれることになるが（**図 2**），両者の特徴は類似しており[7]，また有害健康転帰への影響度も同等であることがわかっている[8]．そのため，少なくとも地域においては，筋力低下（≒ダイナペニア）を見逃すことなく，適切にスク

リーニングすることが重要となる．

運動の効果

高齢者に対する運動介入は，身体機能を高めるだけでなく，認知機能や精神機能の向上，転倒予防や日常生活活動動作（ADL）能力の改善など，様々な効果が期待できる．このようななかで，運

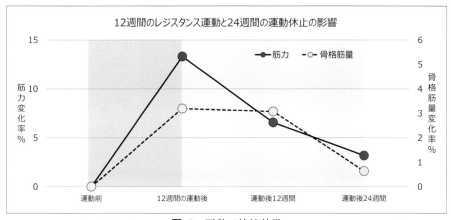

図 3. 運動の持続効果

(文献10〜12 より作図)

動の効果をより高めるためには，どのような種目の運動を，どの程度（運動の実施時間，期間，頻度）実施すれば良いか，という運動プログラム・プロトコールの設定が重要となる．プログラムについては，筋力増強や身体機能向上などに対してはレジスタンス運動，転倒予防や ADL 能力などのより複合的な動きが求められるような場合には，複数の運動種目で構成されるマルチコンポーネント運動を重視すべきである（**表2**）[9]．プロトコールについては，実施時間とセッション数（期間×頻度）を乗じた総実施時間に着目することが重要で，これが 25 時間以上となるようなプロトコールとすることで，より安定的に効果が得られることが示唆されている（**表2**）[9]．

また，たとえ効果的な運動プログラム・プロトコールを実施しても，運動を休止すれば効果は減弱する．12 週間のレジスタンス運動を実施し，その後 24 週間の運動休止期間を設けた研究によると，12 週間のレジスタンス運動によって獲得した筋力・骨格筋量効果は運動休止によって減弱し，12 週間後には半減，24 週間後にはほぼ消失する（**図3**）[10]〜[12]．つまり，サルコペニア対策のように長期にわたって効果を求める場合には，継続した運動が不可欠であり，長期にわたって継続できる仕組みづくりが求められる．

運動の継続と通いの場

運動の継続という点で非常に合理的な取り組み

が，「通いの場」と呼ばれる住民主体活動である．現在の介護予防には，介護予防・生活支援サービス事業と一般介護予防事業があり，前者は通所型サービス C などに代表されるハイリスク介入が，後者は通いの場に代表されるポピュレーション介入が相当する．通いの場は，行政ではなく住民が主体的に実施するため，期間や参加者属性に制限はなく，どのような方でも継続して参加することが可能である．通いの場の開催頻度や活動内容に確固たるルールは存在せず，おおむね週に1回〜2 週に1回程度の頻度で開催されている．

通いの場の介護予防効果について解説する（通いの場には体操，趣味活動，喫茶，食事など様々な形態があるが，ここでは体操を実施している通いの場に限定する）．体操を定期的に実施している通いの場に参加することで，その後の要介護の発生を抑制できることがわかっている[13]．特筆すべき点は，専門家が不在であっても効果が得られていること，時間経過に伴って効果が拡大すること，フレイル高齢者で，より顕著に効果が得られやすいことなどである．ただし，あくまでアウトカムを要介護の発生とした場合の効果であり，サルコペニアの予防につながっているかどうかは不明である．

介護予防現場におけるサルコペニア対策

前述のように，介護予防にはハイリスク介入とポピュレーション介入があり，今後はそれらをう

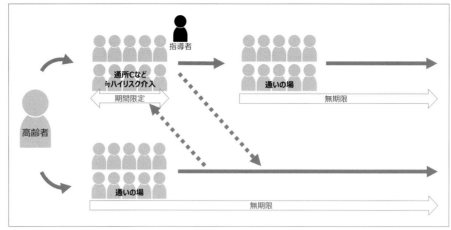

図 4. 介護予防のストラテジー

まく組み合わせていくことが不可欠となる. 通所型サービスCのような介護予防・生活支援サービス事業(ハイリスク介入)では, サービス事業対象者と呼ばれるハイリスク者(≒フレイル高齢者)が対象となる. ここでは, 理学療法士, 作業療法士, 健康運動指導士, 管理栄養士, 歯科衛生士などの専門職が指導にあたることとなり, 対象者個々人に応じた適切な介入が実施される. しかし, このサービスは期間が限定されており, ここでの効果を持続させるためにも通いの場などへ連結することが重要となる(図 4).

また, 通いの場から専門職による指導が受けられる通所型サービスCへ連結するという考えも必要である. 通いの場には介護予防効果は認められるものの, あくまで参加者と非参加者の間で要介護の発生割合に差があったということに過ぎず, (体操よりも加齢変化が優位になることで)参加者であっても経年的に緩やかに身体機能は低下する. そのため, 行政スタッフや専門職が通いの場を巡回するなかで, 専門的指導が必要となる方を発掘し, 運動および栄養の適切な指導へとつなげることが求められる(図 4).

おわりに

ここでは, サルコペニアと介護予防について概説した. 一見すると「骨格筋量・筋力を維持し, 介護予防を実現する」という課題はシンプルに捉えられがちであるが, これを実社会で達成することは極めて難易度が高い課題となっている. これら

に対しては, 多職種がそれぞれの専門性を発揮しながら, 適切に連携することが求められる. 改めて自身の専門性を振り返り, 健康長寿の実現に向け, 地域基盤を強化していくことが必要である.

文 献

1) Rosenberg IH：Summary comments：epidemiological and methodological problems in determining nutritional status of older persons. *Am J Clin Nutr*, **50**：1231-1233, 1989.

2) Mayhew AJ, et al：The prevalence of sarcopenia in community-dwelling older adults, an exploration of differences between studies and within definitions：a systematic review and meta-analyses. *Age Ageing*, **48**(1)：48-56, 2019.〔Epub ahead of print〕

3) Beaudart C, et al：Health Outcomes of Sarcopenia：A Systematic Review and Meta-Analysis. *PLoS One*, **12**(1)：e0169548, 2017.

4) サルコペニア診療ガイドライン作成委員会：サルコペニア診療ガイドライン 2017 年版, ライフサイエンス出版, 2017.

5) Chen LK, et al：Asian Working Group for Sarcopenia：2019 Consensus Update on Sarcopenia Diagnosis and Treatment. *J Am Med Dir Assoc*, **21**(3)：300-307, 2020.〔Epub ahead of print〕
   Summary AWGSによるコンセンサス論文. 2014 年に報告された最初のコンセンサス論文の改訂版として, 2019 年に報告されたもの.

6) Clark BC, Manini TM：Sarcopenia≠dynapenia. *J Gerontol A Biol Sci Med Sci*, **63**(8)：829-834, 2008.

7) Yamada M, et al：Differential Characteristics of

Skeletal Muscle in Community-Dwelling Older Adults. *J Am Med Dir Assoc*, **18**(9)：807.e9-807. e16, 2017.

8）Li R, et al：Associations of Muscle Mass and Strength with All-Cause Mortality among US Older Adults. *Med Sci Sports Exerc*, **50**(3)：458-467, 2018.

9）荒井秀典（編）：介護予防ガイド　平成30年度老人保健事業推進費等補助金（老人保健健康増進事業）「介護予防の取り組みによる社会保障費抑制効果および科学的根拠と経験を融合させた介護予防ガイドの作成」，メジカルビュー，2019.

10）Zech A, et al：Residual effects of muscle strength and muscle power training and detraining on physical function in community-dwelling prefrail older adults：a randomized controlled trial. *BMC Geriatr*, **12**：68, 2012.

11）Yasuda T, et al：Effects of detraining after blood flow-restricted low-intensity training on muscle size and strength in older adults. *Aging Clin Exp Res*, **26**(5)：561-564, 2014.

12）Taaffe DR, et al：Alterations in muscle attenuation following detraining and retraining in resistance-trained older adults. *Gerontology*, **55**(2)：217-223, 2009.

13）Yamada M, Arai H：Self-Management Group Exercise Extends Healthy Life Expectancy in Frail Community-Dwelling Older Adults. *Int J Environ Res Public Health*, **14**(5)：531, 2017.
Summary　通いの場の介護予防効果を検証したもの．フレイル高齢者で効果が得られやすいことが示されている.

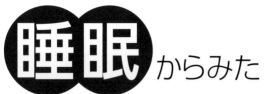

睡眠からみた認知症診療ハンドブック

—早期診断と多角的治療アプローチ—

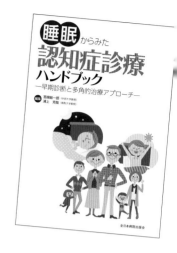

編集 宮崎総一郎（中部大学教授）
浦上　克哉（鳥取大学教授）

B5 判　146 頁
定価 3,850 円（本体 3,500 円＋税）
2016 年 9 月発行

認知症や脳疾患の予防には脳の役割を知り，適切な睡眠を確保することが重要であり，睡眠の観点から認知症予防と診療に重点をおいてまとめられた 1 冊！！

目 次

 全日本病院出版会　〒113-0033　東京都文京区本郷 3-16-4　Tel：03-5689-5989
http://www.zenniti.com　　Fax：03-5689-8030

MB Med Reha **No.274**：17-22, 2022

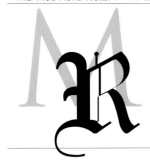

特集／超高齢社会に備えたサルコペニア・フレイル対策
—2025 年を目前として—

Intrinsic Capacity

佐竹昭介*

Abstract　世界保健機構(WHO)は，2001 年に発表した「国際生活機能分類」のなかで，健康とは健全な生活機能が営める状態である，としている．生活機能は，心身機能，活動，社会参加の相互作用によって成り立ち，環境因子と個体因子によって支えられる．個体因子は，個々に備わった身体能力や心理的能力で，WHO はこれらを総称して intrinsic capacity(IC)と称することを，2015 年の「World report on ageing and health」のなかで示した．IC の代表的なものは，移動能力，認知能力，感覚機能，心理的能力，バイタリティの 5 つであり，高齢期はこれらの能力が低下しやすい．したがって WHO は，これらの機能評価を高齢者の日常診療に取り入れることが健康維持に重要であるとし，高齢期の健康の考え方を，疾病の有無という視点から機能の維持・増進に軸足を移すことを明確にしている．

Key words　健康的な加齢(healthy aging)，国際生活機能分類(international classification of functioning, disability and health)，機能的能力(functional capacity)，フレイル(frailty)，サルコペニア(sarcopenia)

健康的な加齢

　総務省統計局によると，2021 年の高齢者人口は 3,640 万人，高齢化率は 29.1％で世界第 1 位の高齢者大国であることが示された[1]．高齢者人口のうち，前期高齢者(65〜74 歳)と後期高齢者(75 歳以上)は同等数と報告されたが，今後は後期高齢者が一層増加していくことが推計されている．人口の高齢化は，我が国のみならず，世界中の国々に到来しており，医療や介護の問題にどう対処するかが大きな課題となっている．

　このような社会の高齢化が進むなか，2015 年，世界保健機構(WHO)は「World report on ageing and health」をまとめ，加齢と健康に関する新たな考え方を報告した[2]．このなかで WHO は，「高齢者における健康とは何か」を明確にすることから始めた．一般に，高齢者は 1 つ以上の何らかの疾患を持ち，多くの場合それらの疾患は日常生活の営みに大きな影響を与えることはない．したがって，そのような疾患の有無という視点のみで高齢者の健康を判断することは適切ではない．このため「健康的な加齢」をより全人的な意味で捉え，老いの過程と機能的視点に基づくものであるとして，「健康的な加齢とは，高齢期に幸せに過ごせるための機能的能力(functional capacity)を維持・増進するプロセスである」と定義した．つまり，高齢期の健康の考え方を，疾病の有無という視点から機能の維持・増進に軸足を移すことを明確にしたのである．

国際生活機能分類と健康

　WHO は，「World report on ageing and health」に先立ち，2001 年 5 月に「international classification of functioning, disability and health(国際生

＊ Shosuke SATAKE，〒 474-8511 愛知県大府市森岡町 7-430　国立長寿医療研究センター老年内科，部長

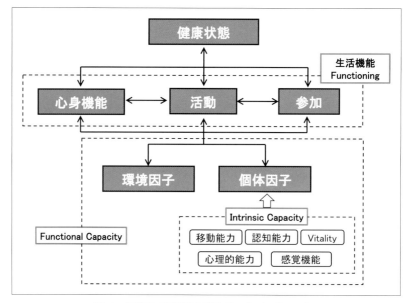

図 1. 国際生活機能分類と Intrinsic Capacity

活機能分類）」を発表し，健康状態を構成する要素とその相互関係を示している[3]．健康の構成要素は，①心身機能・身体構造，②活動，③参加，の3つからなり，これらを生活機能（functioning）と総称している．そして，その背景因子として個体因子と環境因子を位置づけ，その相互作用が生活機能を支えている．したがって，この生活機能をつかさどる能力が functional capacity であり，それを支える個体因子を内在能力（intrinsic capacity：IC）が支えている（**図1**）．

IC の構成

WHO は，IC をすべての身体的，精神的能力を含むとしているが，具体的にどのような能力の障害が生活機能障害に大きな影響を及ぼすかを明らかにすることが必要であった．このため文献的なレビューが行われ，気分，社会参加，認知機能，身体的機能，体重や体格，視力などが，生活機能の新規障害に関係することが示された．他にも，聴力や筋力が，移動機能や日常生活活動の障害に関係するという報告があり，これらの領域における能力の低下が自立障害に影響することが明らかとなった．

Cesari らは，IC を構成する主要な5つの領域として，①認知能力，②心理的能力（気分と社会性

を含む），③感覚機能（視力と聴力を含む），④バイタリティ（恒常性維持能力やエネルギー出納のバランス），⑤移動能力（筋肉機能を含む）とすることの妥当性を示した[4]（**図2**）．これらは個々が独立して影響するというよりも，互いの要素が関連し合って機能低下を及ぼすことを理解しておかなければならない．

Beard らは，これら5つの能力のうち，認知能力，移動能力，感覚機能，心理的能力は外側に表出されやすい能力であるのに対し，バイタリティは表出された能力を下支えする機能と捉えた概念を示し[5]（**図3**），以下のように説明している．バイタリティを構成する要素には，生体を支える様々な生理学的システムが含まれ，相互に関連しながら生体の活動を機能させている．加齢に伴い，複雑で動的なシステムの機能低下が蓄積されると，バイタリティ領域における統合性が低下し，一定の機能レベルを下回ると，様々な能力の低下として顕在化する．バイタリティ領域の統合性が低下しても，顕在化するほどの機能低下に至っていない状態は，生理学的予備能力が低下した状態と捉えられる．

IC の評価法

2017年，WHO は「健康的な加齢」に関するコン

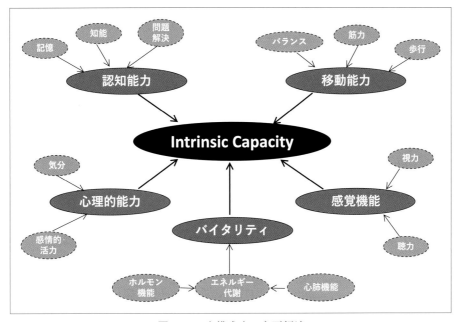

図 2. IC を構成する主要領域

（文献 4 より引用）

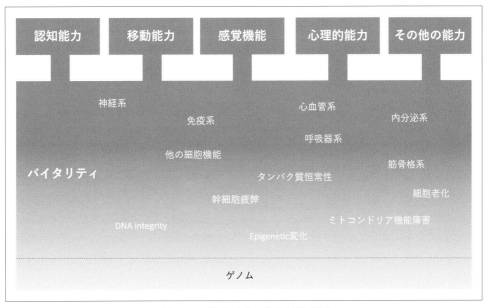

図 3. IC 構成要素の統合的概念図

（文献 5 より引用）

ソーシアムを立ち上げ，IC の臨床的な評価法を提案した．しかし，その後の IC 評価による予後予測研究においても，評価方法が一定に定まっておらず，評価方法のみならず，基準に関してもコンセンサスが得られていない．最近，IC の評価方法に関する rapid review が報告されており，これま

での研究報告において IC 評価として利用された方法がまとめられている[6]．

1．移動能力の評価

Rapid review によると，実測評価としては，椅子立ち上がりテスト，歩行速度，立位バランステスト，鉛筆拾いテスト，握力，その他の 6 種類に

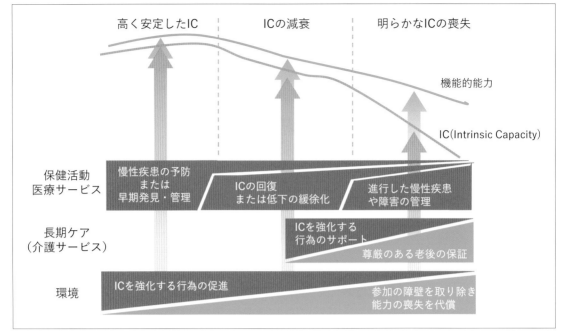

図 4. 健康的な加齢を目指した介入のあり方の概念図

（文献 2 より引用）

分けられるが，多くの論文では short physical performance battery（SPPB）に含まれる 3 種類の評価，またはその一部を使用していた．しかし，例えば歩行速度の検査において，測定する距離が一定に決まっていないことや，評価すべき測定結果は 2 回測定した平均値を用いるのか，良い結果を用いるのかなど，評価方法も統一されていないという問題が指摘されている[6]．

実測評価が実施できればそれが望ましいことは言うまでもないが，状況や場面に応じては，自記式評価法を用いる場面も想定される．我々は以前，SPPB や歩行速度と基本チェックリスト運動領域の 5 項目の該当数が相関性を示すことを報告しており[7]，自記式評価である基本チェックリストの運動領域は，移動能力評価のスクリーニングになり得ると考えている．例えば，慢性疾患の定期診察において，基本チェックリストを実施し移動能力を推定する機会ができれば，ある程度の IC 評価を日常診療に導入することができる．

2．バイタリティの評価

評価方法に最もばらつきが多い領域である．実測評価としては，body mass index，腹囲，上腕周囲長，体組成計による phase angle を用いた身体組成評価などが行われている．努力性呼気量やピークフロー，握力を用いた報告もある[6]．

自記式評価としては，意図しない体重減少と食欲に関する質問，または栄養評価として用いられる mini nutritional assessment などが用いられている[6]．

3．認知能力の評価

実測評価としては，mini mental state examination（MMSE）やその変法が用いられることが多い[6]．MMSE が 7〜10 分の時間を必要とするのに対し，Mini-Cog であれば 3 分程度で終了できるため，状況に応じて利用することが可能と考える[8]．また，我が国で開発された DASC-21（dementia assessment sheet in community-based integrated care system-21）は，一定の訓練を受けた評価者が実施する場合，MMSE との相関性や認知症がある場合にその程度との関連性も示されている[9]．

4．心理的能力の評価

自記式評価法として，GDS（geriatric depression scale）または CES-D（center for epidemio-

	高く安定したIC	ICの減衰	明らかなICの喪失
危険と曝露	リスクのある習慣行為 新たな非感染性疾患	転倒しやすい移動性、サルコペニア、フレイル 認知機能低下または認知症 感覚器障害	基本的行動の困難性、疼痛 慢性疾患や障害の進行
目標	ICと回復力をつくり維持する →	失ったICを回復し、喪失を食い止め遅らせる →	失ったICを代償 →
対応	危険要因を減らし、健康的な行動を推奨 慢性疾患の早期発見と管理 ICを強化する行動や個人の技術の強化や関係性の構築を通して、回復力をつける	プライマリケアの段階で行いうる多角的プログラムを実施 ICを衰退させる原因を治療 運動や栄養を通して、筋肉量や骨密度を維持する	ICの回復や維持のための介入を行う 失った能力を代償するように支援や介護を行うこと、および尊厳の保証 急性期治療の早急な受診可能性 緩和ケアと最終段階のケア

図 5. IC の状態における介入のあり方

（文献 2 より引用）

logical studies depression scale）のいずれかが用いられることが多い[6]．

5. 感覚機能の評価

聴覚機能は，評価者が被験者にささやいた言葉が聞き取れるかを確認する whisper test, オージオメトリーや雑音のなかで数字を聞き取るテストなどがある[6]．視力検査は，欧米ではアルファベットの文字を読み取るスネレン視標が用いられる[6]が，我が国ではランドルト環の切れ目が知覚できるか否かを評価する方法が一般的である．

自記式評価法としては，Strawbridge 質問票の感覚機能領域を使用することも可能である[6]．

IC の予後予測能力

Beard らは，日常生活活動（ADL）の低下に対する IC の影響について，（IC の）直接的効果と併存疾患を介した間接的効果について解析した[5]．その結果，年齢，性別，教育歴，経済状態を調整しても，IC は直接的効果・間接的効果を介して有意に ADL 低下を予測し得ることを示した．特に，併存疾患を介した IC の間接的効果に比べ，直接的効果が顕著に ADL 低下の予測に影響していた．

また，併存疾患と IC はともに基本的 ADL の低下を予測したが，手段的 ADL の低下は IC のみが予測した．さらに，年齢を除く個人的な因子（性別，教育歴，経済状態）は，基本的 ADL・手段的 ADL のいずれの低下にも直接的な影響を示さなかったが，併存疾患や IC とは強く関連し，年齢を含むすべての個人的因子は，併存疾患や IC を介して基本的 ADL・手段的 ADL の低下と関連した．IC を介した個人的因子の特異的な間接的効果は，いずれの ADL 低下の発生とも有意な関連性が得られたが，併存疾患を介した個人的因子の間接的効果は，手段的 ADL の低下に対しては認められなかった．これらの結果は，併存疾患の存在や併存数を歴年齢とともに調整しても，IC が要介護状態の強力な予測因子であることを示している．

IC と高齢者診療

WHO は，高齢期の健康維持に対して，個体能力である IC の状態を安定期，減衰期，喪失期の 3 段階に分けて，介入のあり方を概念図で示している[2]（図 4, 5）．IC が高い状態で維持されている安定期の目標は，IC を低下させないため，慢性疾患

の早期発見・早期治療や予防活動を行うことである。この時期に IC を維持・増進する生活習慣を獲得することが望ましく，慢性疾患を併存している場合には，IC を減衰させない管理を行うことが重要で，安易な薬剤投与を行わないように心がける必要がある．IC が低下する減衰期には，IC 評価と介入をより強化した健康管理を検討する必要がある．この時期は，いわゆるフレイル（プレフレイルも含むかもしれない）やサルコペニア，低栄養の危険，軽度認知障害，感覚機能の低下が顕在化してくるときで，IC を減衰させる要因を可能な限り排除し，回復を目指した健康指導を導入することをより重視していく必要がある．同時に，個体能力の低下を支える環境改善を検討する時期でもあり，社会的参加が阻害されないような整備を視野に入れることが必要になってくる．IC がさらに低下し，自立能力が失われる時期には，併存症への介入目標を見直し，失った能力を代償するように，環境への介入を強化する．また，本人の尊厳を維持できるように将来の医療や介護への希望を積極的に話し合い，可能な限り社会参加を促すことが重要である．

文　献

1) 総務省統計局：高齢者の人口，〔https://www.stat.go.jp/data/topics/topi1291.html〕（2021 年 10 月 24 日閲覧）
2) World Health Organization：World report on ageing and health, 2015.
3) 厚生労働省社会・援護局：「国際生活機能分類―国際障害分類改訂版―」（日本語版），〔https://www.mhlw.go.jp/houdou/2002/08/h0805-1.html〕（2021 年 10 月 24 日閲覧）
4) Cesari M, et al：Evidence for the domains supporting the construct of intrinsic capacity. *J Gerontol A Biol Sci Med Sci*, **73**(11)：1653-1660, 2018.
5) Beard JR, et al：The structure and predictive value of intrinsic capacity in a longitudinal study of ageing. *BMJ Open*, **9**(11)：e026119, 2019.
   Summary　IC の構成要素の関連性や ADL, IADL への寄与度について理解することができる.
6) George PP, et al：A rapid review of the measurement of intrinsic capacity in older adults. *J Nutr Health Aging*, **25**(6)：774-782, 2021.
   Summary　IC を評価する方法について，これまでの報告を概観できる.
7) Satake S, et al：Physical domain of the Kihon Checklist：A possible surrogate for physical function tests. *Geriatr Gerontol Int*, **20**(6)：644-646, 2020.
8) Borson S, et al：The Mini-Cog as a screen for dementia：validation in a population-based sample. *J Am Geriatr Soc*, **51**(10)：1451-1454, 2003.
9) 粟田主一ほか：地域在住高齢者を対象とする地域包括ケアシステムにおける認知症アセスメントシート（DASC-21）の内的信頼性・妥当性に関する研究. 老年精医誌, **26**(6)：675-686, 2015.

MB Med Reha **No.274**：**23-33**, 2022

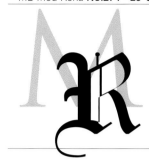

特集／超高齢社会に備えたサルコペニア・フレイル対策
―2025 年を目前として―

オーラルフレイル(Oral frailty)

平野浩彦*

Abstract　オーラルフレイルは,「口に関するささいな衰えの放置, さらに適切な対応が行われないことにより, 口の機能低下, 食べる機能の障害, さらには心身の機能低下までつながる負の連鎖が生じてしまうこと」に対して警鐘を鳴らした, 日本で考案された新しい概念である. この概念が考案された背景の1つに, 8020 運動の達成率がわずか 30 年で1割から約5割に達した(2016 年)経緯がある. この変遷は, 高齢期の歯数の維持に加え, 口腔の機能に軸足を置いた歯科口腔保健活動をすすめる契機となった. また, 口腔機能低下症の新病名も保険導入(2018 年)され, 高齢期の口腔に関する機能に医療行為としての対応も可能となった. 口腔機能低下は自覚されにくく徐々に進行し, 自身が自覚した段階では改善が困難な場合が多い. この状態に身体状態の低下などの負のイベントが重なると, 低栄養, サルコペニア, フレイル, さらに嚥下性肺炎発症のリスクも高まる. 疫学調査知見からも, オーラルフレイルの進行は身体のフレイルの発生, サルコペニアの発生, さらには要介護状態や死亡の発生との関連が示されている.

Key words　オーラルフレイル(oral frailty), 口腔機能低下症(oral hypofunction), 健康寿命(healthy life expectancy), 誤嚥性肺炎(aspiration pneumonia)

はじめに

日本は超高齢社会となり要介護高齢者の数も増加し, その対策に焦点化した介護予防事業が 2006 年度より導入され, 口腔機能に関連したサービスも導入された. さらに, 健康寿命の延伸への取り組みが重要視されたことにより健康寿命延伸プランが国から提示され[1], そのなかに,「食環境づくり」,「咀嚼良好者の割合増加」などの目標が設定されている. 本稿のテーマである「オーラルフレイル」は, 口に関する「ささいな衰え」が軽視されないように, 口腔機能低下, 食べる機能の低下, さらには, 栄養状態も含めた心身の機能低下までつながる "負の連鎖" に警鐘を鳴らした概念であり, 健康寿命の延伸に寄与する目的で提唱された[2](**図1**).

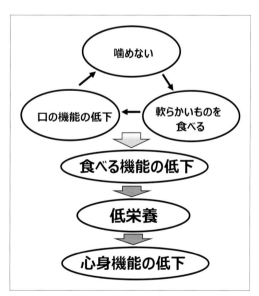

図 1. オーラルフレイル, 口腔機能の
負の連鎖のモデル
(文献 2　p. 15, 図 I -9 より一部改変)

* Hirohiko HIRANO, 〒 173-0015 東京都板橋区栄町 35-2　東京都健康長寿医療センター歯科口腔外科, 部長／
同センター自立促進と精神保健研究チーム, 研究部長

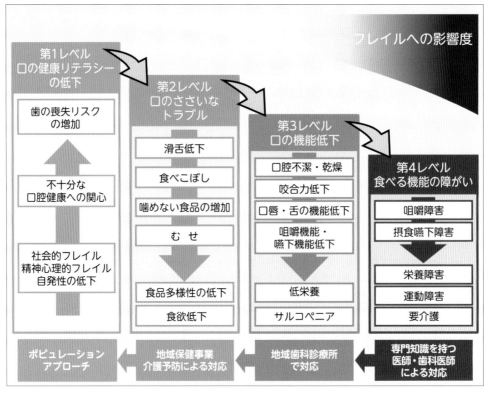

図 2. オーラルフレイル概念図

（文献 2 より引用）

オーラルフレイルとは

1. オーラルフレイル考案の背景

オーラルフレイルは 2014 年に日本で初めてその基本的な概念が提唱された[3]. ここではまずその概念が提唱された経緯について触れる. 高齢期歯科口腔保健活動で最も国民に浸透した活動が「8020 運動（80 歳で 20 本以上の残存歯数も目指す）」であり，2016 年達成者は 5 割を超えた. わずか 30 年間での高齢期の口腔環境の急速な変化もあり，歯科口腔保健活動に求められる視点は大きく変化した. こういったなかで，要介護高齢者への対策として，「要介護状態の発生をできる限り防ぐ（遅らせる）こと，そして要介護状態にあってもその悪化をできる限り防ぐこと，さらには軽減を目指すこと」を目途として平成 18（2006）年に予防給付（介護予防）が創設された. これは，平均寿命だけでなく健康寿命の延伸を目標とした「疾患予防」から「健康長寿」への大きな変曲点であった

といえよう. この介護予防のサービスの 1 つとして，本稿のテーマと関連する「口腔機能向上サービス」が採用され，スクリーニング項目として，咀嚼機能，嚥下機能評価などの口腔機能評価が基本チェックリストに組み込まれた. 平成 26（2014）年度には後期高齢者歯科健診が国庫補助の形で整備され，「歯数維持」に直結する，う蝕，歯周疾患検診に加え，「口腔機能低下予防」を主眼とした，いわゆるオーラルフレイル健診として実施されている. さらに平成 30（2018）年度から，「口腔機能低下症」が新たに医療保険病名として整備された（詳細は後段で触れる）. 以上の歯科口腔保健活動の視点が大きく変化し，介護保険，医療保険にも「口腔機能」を重視した仕組みが取り入れられた. こうした変遷のなか，高齢期の口腔機能の維持・管理を議論するうえで可視化したモデル考案の必要性が高まり，平成 26（2014）年にオーラルフレイルの基本的な概念が提唱されるに至った[3].

表 1. 第 1, 2 レベルでのオーラルフレイル評価（質問票）

質問事項	はい	いいえ
□半年前と比べて，堅い物が食べにくくなった	2	
□お茶や汁物でむせることがある	2	
□義歯を入れている[※]	2	
□口の乾きが気になる	1	
□半年前と比べて，外出が少なくなった	1	
□さきイカ・たくあんくらいの堅さの食べ物を噛むことができる		1
□1日に2回以上，歯を磨く		1
□1年に1回以上，歯医者に行く		1

[※]歯を失ってしまった場合は義歯等を適切に使って堅いものをしっかり食べることができるよう治療することが大切です。

合計の点数が
0～2点　　オーラルフレイルの危険性は低い
3点　　　　オーラルフレイルの危険性あり
4点以上　　オーラルフレイルの危険性が高い

出典：東京大学高齢社会総合研究機構　田中友規, 飯島勝矢
（文献 2 より引用）

2．オーラルフレイルの概念構造

老化は自然の摂理として起こる進行性の現象であり，むせや食べこぼしといったオーラルフレイルの一連の症状も老化の1つの症状と捉えることができる．老化による口腔機能低下とオーラルフレイルの違いは，その進行過程に改善可能な要因が含まれるか否かである．つまり，オーラルフレイルは，ソーシャルフレイル，メンタルフレイルなど，高齢期に生じる複数の課題が重複して生じる"口の衰え"である．そこでオーラルフレイルは，フレイルと同様に早期に対策を行うことによって口腔の機能低下を緩やかにし，さらには回復させる可能性が介入研究などで明らかになってきた[4]．しかし，的確に対策がなされないと，生理的老化以上に口腔機能の低下が進行するリスクが高まることになる．

この一連の現象，および過程を可視化したモデルがオーラルフレイルの概念である．オーラルフレイルは4つのレベルから構成され，各レベルの名称は「第1レベル，口の健康リテラシーの低下」「第2レベル，口のささいなトラブル」「第3レベル，口の機能低下」「第4レベル，食べる機能の障がい」である．3つ目の「第3レベル，口の機能低下」に相当する者に対して，先にも触れたが「口腔

機能低下症」の医療保険病名にて医療的に管理可能（平成30（2018）年度診療報酬改定）となった．また，「第4レベル，食べる機能の障がい」は摂食嚥下障害を有する者に該当する．こういった一連の動向を整理する目的で，日本歯科医師会からオーラルフレイルに関する冊子が2019年に出版された（図2）[2]．

オーラルフレイルへの対応

1．オーラルフレイルの評価

オーラルフレイルの評価は，各レベル（第1～4レベル）によりその評価法を適宜選択することになる．第1, 2レベルはポピュレーションアプローチ，地域保健事業介護予防事業などにより対応されるため，質問票による評価が一般的である．オーラルフレイルの発現率に基づき考案された評価法（表1）[2]はオーラルフレイルのリスク判定が可能である．また，後期高齢者健診（フレイル健診）で用いられる質問票（表2）[5]のNo.4, 5が口腔機能に関連した項目であるが，地域在住後期高齢者を対象とした調査では，2項目のどちらかに該当する者は約4割存在し，栄養摂取量（総エネルギー，たんぱく質エネルギー比，たんぱく質，食物繊維総量など）が有意に少ないことが確認され

表 2. 後期高齢者の質問票（フレイル健診）
No. 4, 5 がオーラルフレイル評価に該当する.

類型名	No	質問文	回答
健康状態	1	あなたの健康状態はいかがですか	① よい　② まあよい　③ ふつう ④ あまりよくない　⑤ よくない
心の健康状態	2	毎日の生活に満足していますか	① 満足　② やや満足 ③ やや不満　④ 不満
食習慣	3	1 日 3 食きちんと食べていますか	① はい　② いいえ
口腔機能	4	半年前に比べて固いもの（*）が食べにくくなりましたか *さきいか, たくあんなど	① はい　② いいえ
	5	お茶や汁物等でむせることがありますか	① はい　② いいえ
体重変化	6	6 か月間で 2〜3 kg 以上の体重減少がありましたか	① はい　② いいえ
運動・転倒	7	以前に比べて歩く速度が遅くなってきたと思いますか	① はい　② いいえ
	8	この 1 年間に転んだことがありますか	① はい　② いいえ
	9	ウォーキング等の運動を週に 1 回以上していますか	① はい　② いいえ
認知機能	10	周りの人から「いつも同じことを聞く」 などの物忘れがあると言われていますか	① はい　② いいえ
	11	今日が何月何日かわからない時がありますか	① はい　② いいえ
喫煙	12	あなたはたばこを吸いますか	① 吸っている ② 吸っていない ③ やめた
社会参加	13	週に 1 回以上は外出していますか	① はい　② いいえ
	14	ふだんから家族や友人と付き合いがありますか	① はい　② いいえ
ソーシャルサポート	15	体調が悪いときに, 身近に相談できる人がいますか	① はい　② いいえ

（厚生労働省：高齢者の保健事業と介護予防の一体的な実施の推進に向けた
プログラム検討のための実務者検討班報告書, より引用）

ている[6]. 第 3 レベルは,「口腔機能低下症」の診断がつく者もいることから, 歯科医療機関において口腔機能低下症の診断基準を用いて評価されることになる（**表 3**）[2]. 評価は, 口腔衛生状態不良, 口腔乾燥, 咬合力低下, 舌口唇運動機能低下, 低舌圧, 咀嚼機能低下, 嚥下機能低下の 7 つの評価, さらに口腔機能精密検査（咬合力, 舌圧, 咀嚼機能）が導入され, 3 項目以上に不具合を認めた場合, 口腔機能低下症と診断し口腔機能管理が行われる（**図 3**）. さらに第 4 レベルは「摂食嚥下機能障害」の段階に該当し, 摂食嚥下リハビリテーションなどで標準化された評価, および対応が整備されている.

以上, 高齢者への口腔機能に関する公的なサービスが整い, オーラルフレイルへの対応に広がりをみせている. その一方で, 滑舌, 嚥下機能のみが低下しているケースなどでは神経筋疾患などが原因となっている場合もあり, 第 3 レベルに相当

する口腔機能低下症の評価結果の解釈には配慮が必要であり, 日本老年歯科医学会を中心にエビデンスに基づく検討が進められている.

2. オーラルフレイル管理メニュー

オーラルフレイルの各レベルで管理メニューは異なる. ここでは第 1〜3 レベルに対する管理メニューについて触れるが, 第 4 レベルは摂食嚥下障害に対応する医療専門性の高い対応が求められるため, 他の成書を参考にしていただきたい.

一般的なメニュー内容としては, 口腔関連に関する情報（口腔や唾液の役割, 誤嚥性肺炎予防）, 口腔衛生指導, 口腔機能の運動（顔面・舌の運動, 唾液腺マッサージ, 発音練習, 呼吸訓練など）, 自宅での自主トレーニング（口腔衛生, 口腔機能の運動を含む）が含まれ, 歯科衛生士などの専門職およびその指導を受けた者が実施することが多い（口腔機能低下症への管理は歯科医師, 歯科衛生士によって実施される）. オーラルフレイル管理

表 3. 口腔機能低下症検査項目

	検査項目	検査内容	検査法・検査機器	該当基準
口腔環境	① 口腔衛生状態不良（口腔不潔）	舌苔付着程度	視診 (Tongue Coating Index)	50%
	② 口腔乾燥	粘膜湿潤度	口腔水分計（ムーカス）	27.0 未満
		唾液量	サクソンテスト	2.0 g/2 分以下
個別の口腔機能	③ 咬合力低下	全歯列最大咬合力	感圧フィルム （デンタルプレスケールⅡ）	500 N 未満
		残存歯数 （残根，動揺度 3 の歯を除く）	視診	20 本未満
	④ 舌口唇運動機能低下	オーラルディアドコキネシス (/pa/，/ta/，/ka/それぞれの音節の発音回数)	自動計測機（健口くんハンディ）	どれか1つでも， 6 回/秒未満
			IC 法，電卓法，ペン打ち法など	
	⑤ 低舌圧	最大舌圧	舌圧測定器（JMS 舌圧測定器）	30 kPa 未満
統合された口腔機能	⑥ 咀嚼機能低下	グミ咀嚼後のグルコース溶出量	咀嚼能力検査システム （グルコセンサー）	100 mg/dL 未満
		グミ咀嚼後の視覚的粉砕度判定	咀嚼能率スコア法 （咀嚼能力測定用グミゼリー）	スコア 2 以下
	⑦ 嚥下機能低下	主観的嚥下機能評価	自記式質問紙法（EAT-10）	3 点以上
			質問紙法（観察記録でも可） （聖隷式嚥下質問紙）	A が 1 つ以上

（文献 2 より一部改変）

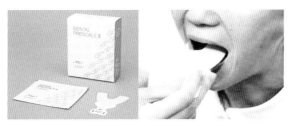

a．咬合力：デンタルプレスケールⅡ

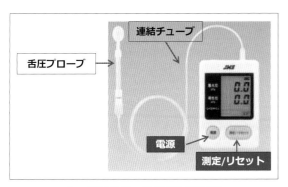

b．舌圧検査：JMS 舌圧測定器

c．咀嚼機能検査：グルコセンサー GS-Ⅱ

図 3. 口腔機能精密検査機器

表 4. オーラルフレイルの評価基準および改善プログラムの項目

基準＼内容		準備体操		開口訓練	舌圧訓練（ペコぱんだ）	発音訓練（無意味音音節連鎖訓練）	咀嚼訓練（ガム訓練）
		深呼吸	口腔関連複合体操				
滑舌低下	オーラルディアドコキネシス「タ」30回未満/5秒間	○	○			○	任意
舌機能低下	舌圧30kPa未満　10 kPa 以下				●		
	11～15 kPa	○	○		●		任意
	16～30 kPa 未満				●		
嚥下機能低下	反復唾液嚥下テスト（RSST）3回未満/30秒	○	○	○	●		任意
	問診（生活習慣に関する質問）お茶や汁物でむせることがある	○	○	○			任意
	問診（嚥下に関する質問）EAT-10で3点以下	○	○	○			任意
咀嚼機能低下	グルコセンサー100 mg 未満/dl	○	○	○	●		○
	咀嚼ガムカラーチャート3以下	○	○	○	●		○
	問診（生活習慣に関する質問）半年前に比べて硬いものが食べにくくなった	○	○	○	●		○

(文献9より一部改変)

メニューの介入効果を無作為ランダム化比較試験にて検証した. Ohara[7], Shirobe[4], Matsubara[8]らの報告では, 3か月のトレーニングで介入群に有意な口腔機能の改善を認めている. また, Matsubara ら[8]の報告では, 口腔機能だけでなく認知機能改善も認められている.

表4はオーラルフレイル（口腔機能低下）の症状に応じたプログラムメニュー対応例をまとめたものである[9]. 滑舌, 舌機能, 咀嚼機能, 嚥下機能などの低下が認められ（疑われ）たケースでは, 提示したメニューを適宜実施していくこととなる. 深呼吸の所作は姿勢を正すことにもつながり, 呼吸と嚥下はきわめて密接に関係していることから, 食事を摂る際の様々なトラブル（誤嚥など）リスクの軽減効果もある. 口腔関連の体操は数多く提案されているが, 体操動作のスピード, 回数, さらに効果などを丁寧に説明することが重要である. 特に開口運動は, 顎関節への負荷がかかることから細心の注意が必要となるメニューの1つである（図4）. 舌機能トレーニングメニューも様々

提案されているが, 専用ディバイスを用いたトレーニングメニューも考案されている（図5）. 滑舌低下への対応は, いわゆる早口言葉などを用いたメニューもあるが, 口唇音, 歯舌音, 口蓋音を組み合わせた無意味音音節連鎖訓練が考案されている. これは3音で構成される無意味音を連続で発声させる訓練であるが, 口蓋音である「カ」音の位置でその難易度が変わる訓練となっている（図6）. 咀嚼訓練としては, 日頃摂取する食品を選択する際に, その固さ, さらに咀嚼回数などを多くするような指導もある. また, 好みのガムを用い（義歯に付着しづらいものも開発されている）実際に咀嚼することで行う. 実施の際は, 椅子に良い姿勢で腰かけ, 口唇を閉じ, 左右両側で均等に噛み, 実施回数は, 1日2回, 1回につき2分間はリズムを決めて, 3分間は自由に, 合計5分間行う方法などがある[9].

オーラルフレイルに関する疫学知見と展望

Tanaka らは地域在住高齢者を対象に, オーラ

1 グー
目はしっかり閉じ目玉は下方に。口は口角を上げしっかり閉じる。

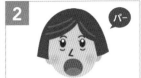
2 パー
目は大きく開き目玉は上方に。口を大きく開く。

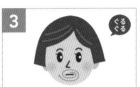
3 ぐるぐる
口を閉じたまま舌に力を入れ、口唇の内側を舐めるように回す。（右回り、左回り）

4 ごっくん
ココで溜まった唾をごっくん！

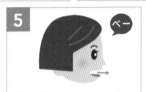
5 ベー
舌の先に力を入れ、しっかりと前に出す。（そのまま10秒キープ）

体操の効果

1～5を3回以上、毎日繰り返し続けることで
① オーラルフレイルも予防！
② 脳の血流UPで頭スッキリ！
③ 唾液分泌UPで口もうるおう！
④ 舌の力で飲み込む力も向上！
⑤ フェイスラインもスッキリ！

図 4. 口腔体操例

（文献9より引用）

■ 舌トレーニング用具「ペコぱんだ」（JMS）

トレーニング部
舌で押しつぶします。
力を緩めると元の形に戻るため、連続して押しつぶすことができます。

位置決め部
前歯で軽く噛んで、トレーニング部の位置を決めます。トレーニングしたい舌の部分によって噛む位置を変えることができます。

持ち手部
ここを持って使用します。
穴に指を入れて使用することで、万が一飲み込んでしまうことを防止できます。

ここからスタート

ピンクぱんだ
（S：柔らかめ）
10kPaで潰れます。
舌のトレーニングに慣れましょう。

ムラサキぱんだ
（MS：やや柔らかめ）
15kPaで潰れます。
筋力アップを目指してトレーニングしましょう。

目標

グリーンぱんだ
（M：普通）
20kPaで潰れます。
簡単に押しつぶせるようになるまでがんばりましょう。

※舌圧測定の結果により硬さが異なります。

訓練の方法

1
ペコぱんだのトレーニング部を舌の上に乗せて位置決め部を歯でくわえます。
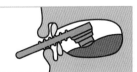

2
舌でトレーニング部を押し上げます。
6回舌で押しつぶし、1日3回行う。
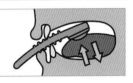

図 5. 舌圧訓練例：専用ディバイスを使用した例

（文献9より引用）

訓練の方法

1 毎日朝食・昼食前に各5回行ってください。
パターン表は各曜日ごとに横列で発音してください。

2 発音するときは、できるだけ唇や舌を意識して動かしてください。

3 はじめは、ゆっくり・はっきり・大きな声で行っていただき、
だんだん速く行えるよう頑張ってください。

滑舌の改善プログラム① 無意味音音節連鎖訓練

口の巧みな運動（巧緻性）と協調性を高めることを目的としたトレーニングでは、聴覚的なフィードバックを働かせることが重要なため、構音訓練が用いられます。
特に「無意味音音節連鎖」の発音訓練の実施がおすすめです。

例1）「カ」の発音が十分ではなく、舌の後方の動きに問題があると評価された場合
まずは、簡単に発音できる「カ」の音を最初にもっていきます。

レベル1	カタダ	カタデ	カタド	カアド	カエド	カオド

次に、やや難しい、最後の音に「カ」の音をもっていきます。

レベル2	マアカ	マオカ	マウカ	アエカ	アイカ	アオカ

そして、3音のうち2音目に「カ」の音をもってくることにより、さらに難易度が上がります。

レベル3	アカア	オカオ	ウカウ	エカエ	イカイ	ウカア

このように、どこの動きを改善したいかによって、または、機能障害の程度によって組み合わせを変更していきます。

図 6. 舌口唇運動訓練例：無意味音音節連鎖訓練

（文献9より引用）

ルフレイルに該当した者は，該当しないものと比べ，身体的フレイル発症のリスクが2.4倍，サルコペニアの発症リスクが2.2倍，要介護認定のリスクが2.4倍，総死亡リスク（生存率）が2.1倍と報告している（図7，8）[10]．この結果は，オーラルフレイルの進行とサルコペニア，フレイルさらには要介護状態の発現との関連を示した知見であり，オーラルフレイル概念図（図2）に示される過程を裏づけた知見といえる．
　また，要介護高齢者を対象とした検討でも，

オーラルフレイル（口腔機能）と生命予後に有意な関係が認められている（図9）[11]．この結果の背景要因として，オーラルフレイルの「第4レベル，食べる機能の障がい」の段階で罹患率の高まる肺炎（誤嚥性肺炎）があると考えられる．これまで誤嚥性肺炎の発症機序として口腔衛生状態の悪化が注目され，「誤嚥性肺炎予防と口腔衛生の関係」は誰もが知るところになり，口腔衛生の改善の重要性は広く認知され，実施されている．さらに，脳卒中などの明確な原因疾患からなる嚥下障害による肺

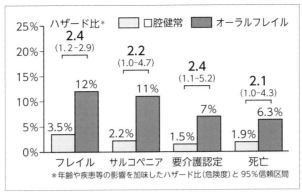

図 7. オーラルフレイルと新規発症率およびリスク（フ
レイル，サルコペニア，要介護認定）

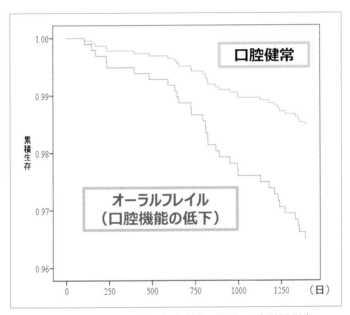

図 8. オーラルフレイルと生存率の関係：4 年追跡調査
（文献 10 より引用）

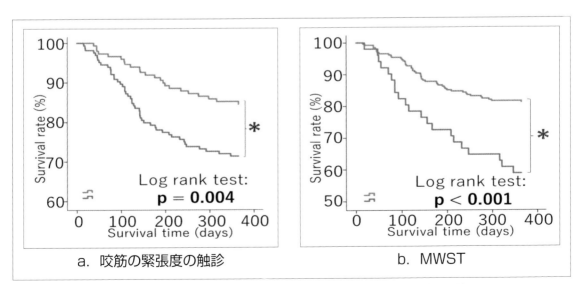

a. 咬筋の緊張度の触診　　　　　　　b. MWST

図 9. 要介護高齢者を対象とした口腔機能指標と生存率（1年間）の関係
介護保険施設入所者：312 名（女性：248 名，平均年齢：85.2±7.6 歳）
1 年間追跡調査．いずれのグラフも上線が良好，下線が不良群の生存曲
線を示す．

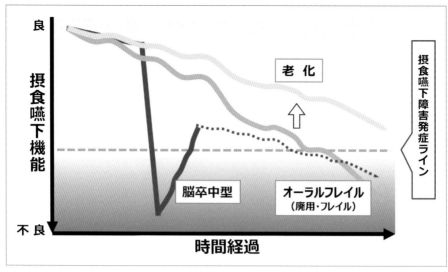

図 10. 摂食嚥下障害顕在化の変遷パターン

炎発症ではなく, 廃用およびフレイルなどの多因子が原因で, 口腔機能および摂食嚥下機能が徐々に低下（オーラルフレイル）し, 肺炎の原因となっているケースは少なくない. こういったケースは, その経緯が緩徐なことから, 老化による機能低下, つまり「歳のせい」として扱われ, 特段の対応がなされず経過してしまうことがほんどである. こういったケースでは, 併存慢性疾患の急性増悪などの入院加療などを契機に機能低下が加速し, 摂食嚥下障害発症ラインを下回ることによる障害からなる課題（誤嚥など）が顕在化し, この段階で初めて医療介入の検討が行われることになる（図 10)[12]. しかし, この状況まで症状が進行したケースはその対応が困難となる. また, こういった状態を有する高齢者が増加したことから, presbyphagia（老嚥)[13], 残留型嚥下障害[14], サルコペニアの摂食嚥下障害[15], さらにこれらが一因となって発症することの多い, 医療・介護関連肺炎（nursing and healthcare-associated pneumonia；NHCAP)[16]が注目されている. つまり, 誤嚥性肺炎発症の要因である摂食嚥下機能障害を惹起する背景は多様化しており, 単一疾患（脳卒中, 神経筋疾患など）により生じるケースより, むしろ, 廃用, サルコペニアさらにフレイルなどが原因であるケースが増加している. 以上から, 口腔機能および摂食嚥下機能低下への早期からの対応が重要であり, これらの課題, 介入ポイントを可視化

したモデルがオーラルフレイルである.

　オーラルフレイルの概念, および各レベルを取り巻く社会資源などを理解することにより, 今回のテーマである超高齢者における口腔機能, および摂食嚥下機能へのより効果的な対策実施が可能となると考える.

文　献

1) 厚生労働省：健康寿命延伸プラン.〔https://www.mhlw.go.jp/content/12601000/000514142.pdf〕
2) 公益社団法人日本歯科医師会：歯科診療所におけるオーラルフレイル対応マニュアル 2019 年版. 2019.〔https://www.jda.or.jp/dentist/oral_flail/pdf/manual_all.pdf〕
　Summary オーラルフレイルに関して整理した初めてのマニュアルであり, オーラルフレイルを理解するには適した文献.
3) 国立長寿医療研究センター：平成 25 年度厚生労働省老人保健健康増進等事業「食（栄養）および口腔機能に着目した加齢症候群の概念の確立と介護予防（虚弱化予防）から要介護状態に至る口腔ケアの包括的対策の構築に関する研究」報告書. 2014.
4) Shirobe M, et al：Effect of an Oral Frailty Measures Program on Community-Dwelling Elderly People：A Cluster-Randomized Controlled Trial. *Gerontology*, 9：1-10, 2021.
　Summary オーラルフレイルへの地域医療機関での口腔管理介入効果を RCT で検討した初めての

知見をまとめた論文.

5) 公益社団法人日本歯科医師会：通いの場で活かすオーラルフレイル対応マニュアル，〜高齢者の保健事業と介護予防の一体的実施に向けて〜2020年版／概要リーフレット，2020，〔https://www.jda.or.jp/oral_flail/2020/〕
Summary 地域でのオーラルフレイル対策の地域実践に向けた具体的な実践例などの情報が掲載された文献.

6) 釘宮嘉浩ほか：地域在住高齢者における口腔機能低下の有訴者率と栄養素等摂取量の関連―後期高齢者の質問票を構成する口腔機能関連項目を用いた検討―. 日老医誌，**58**：91-100，2021.

7) Ohara Y, et al：Effectiveness of an oral health educational program on community-dwelling older people with xerostomia. *Geriatr Gerontol Int*, **15**(4)：481-489, 2015.

8) Matsubara C, et al：Effect of oral health intervention on cognitive decline in community-dwelling older adults：A randomized controlled trial. *Arch Gerontol Geriatr*, **92**：104267, 2021.
Summary 口腔管理介入がオーラルフレイル改善だけでなく認知機能改善効果があることを RCT で検討した初めての論文.

9) 神奈川県：歯科専門職向けオーラルフレイルハンドブック，2020，〔https://www.pref.kanagawa.jp/documents/6679/documents6679kanagawahandbook.pdf〕
Summary オーラルフレイルへのトレーニングメニューが簡潔に紹介されており，オーラルフレイ

ルの概要を知ることが出来る文献.

10) Tanaka T, et al：Oral Frailty as a Risk Factor for Physical Frailty and Mortality in Community-Dwelling Elderly. *J Gerontol A Biol Sci MedSci*, **73**(12)：1661-1667, 2018.
Summary オーラルフレイルと健康寿命の延伸の関連について追跡調査データによって示した重要な論文.

11) Hoshino D, et al：Association between simple evaluation of eating and swallowing function and mortality among patients with advanced dementia in nursing homes：1-year prospective cohort study. *Arch Gerontol Geriatr*, **87**：103969, 2020.

12) 平野浩彦：誤嚥性肺炎への対応―オーラルフレイルの視点からの提言. 日医師会誌，**149**(12)：2165-2168，2021.

13) Wakabayashi H：Presbyphagia and sarcopenic dysphagia：Association between aging, sarcopenia, and deglutition disorders. *J Frailty Aging*, **3**(2)：97-103, 2014.

14) 藤谷順子：高齢者の嚥下障害. *Jpn J Rehabil Med*, **55**：234-241，2018.

15) Fujishima I, et al：Sarcopenia and dysphagia：Position paper by four professional organizations. *Geriatr Gerontol Int*, **19**(2)：91-97, 2019.

16) 日本呼吸器学会 呼吸器感染症に関するガイドライン作成委員会：医療・介護関連肺炎診療ガイドライン，日本呼吸器学会，2011.

MB Med Reha **No.274** : 34-41, 2022

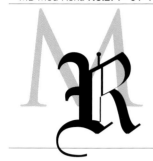

特集／超高齢社会に備えたサルコペニア・フレイル対策
―2025年を目前として―

健康長寿再考
―健康寿命延伸の光と影―

鈴木隆雄*

Abstract　最近「健康長寿」とか「健康寿命」という言葉が盛んにもてはやされ，特に「健康寿命の延伸」は国家的な命題にもなったように感じる．しかし，「健康寿命」を延伸させることは平均寿命が50歳，60歳の時代ならばともかく，国民の半数が80歳以上にもなる国にあっては必ずしも容易ではなく，むしろ「不健康寿命」が増大するのはある意味当たり前のことでもある．現在の長寿社会にある日本人は「長く生きる」ことを可能にしたことで，健康期間の増大よりもむしろ（不可避な現象として）不健康な期間を増大させてきたともいえる．本稿では「健康寿命の延伸」における本質的な意味について考察を試みる．

Key words　平均寿命（average life expectancy），健康寿命（healthy life expectancy），不健康寿命（unhealthy lifespan, years lived with disability），後期高齢者（old-old person）

はじめに

超高齢社会を迎えた我が国にあって，「健康日本21（第2次）」に謳われるように，「健康寿命の延伸」は国民の健康にかかわる最も重要な政策課題となっている．高齢者人口（特に後期高齢者人口）の急増と，平均寿命の著しい延伸により，高齢者の健康水準は大きく変容しているが，今日においては過去の高齢者に比較して健康水準は高く，いわば若返り現象を示す[1][2]．一方，特に後期高齢者を中心としてフレイルに代表されるような老化に伴う多様な障害や疾病が顕在化し，それらに対する予防対策はより個別化し複雑化しているといえよう．

我が国では国民の今後の健康施策の根幹をなす「健康日本21（第2次）」においても最も重要な課題として「健康寿命の延伸」が掲げられ，さらに2019年5月に打ち出された「健康寿命延伸プラン」[3]では2040年までに健康寿命を男女ともに3年以上延伸するとともに，その寿命を75歳以上とすることが目標に掲げられた．このように，健康寿命の延伸は国家的最重要課題の1つとなったように感じる．

確かに「健康寿命の延伸」というのはなんとなく耳触りがよく，国民受けするスローガンかもしれない．しかし，「健康寿命を3年以上延伸する」という一言で提示された目標については，これまで30年以上地域在宅高齢者の介護予防や老年症候群の予防に基づく自立支援を研究テーマとして，科学的根拠の構築に難渋してきた筆者にとっては，口で言うほど（あるいは軽々しくスローガンとして掲げるほど）簡単なことではないと思っている．もちろん「健康寿命の延伸」は極めて重要な課題であり，挑戦し続けなければならないことは否定しないが，一面「健康寿命」という耳触りの良い言葉で，超高齢社会に実存する様々に不健康な現実と課題解決のための問題点をみえづらくしているようにも思える．

* Takao SUZUKI, 〒 151-0051　東京都渋谷区千駄ヶ谷 1-1-12　桜美林大学大学院国際学術研究科，教授

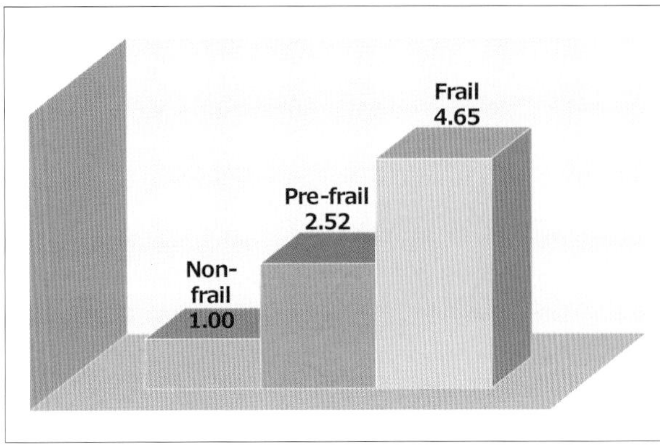

図 1.
身体フレイルの有無と 24 か月後の障害発生（介護保険サービス受給）のリスク（n＝4,341）
（文献 5 より作図）

そもそも，国民の平均寿命が 80 歳を超え，特に女性にあってはその半数が 90 歳頃にまで生存するような国にあっては「不健康寿命」が増大するのはある意味当たり前のことであり，現在の長寿社会にある日本人は「長く生きる」ことを可能にしたことで，健康期間の増大よりもむしろ（不可避な現象として）不健康な期間を増大させてきたともいえる．

後期高齢者の増加と健康特性

今後我が国では，総人口の減少，働く世代の減少のなかで，高齢者人口は相対的に増加し，なかでも後期高齢者の比率は大きく増大する．2020年，高齢者人口は 3,617 万人で高齢化率は 28.7%であるが，そのうち後期高齢者は 1,871 万人で比率は 51.7% と高齢者の半数以上が 75 歳以上の後期高齢者という世界なのである．今後も後期高齢者人口の比率の増加は 2050 年頃までは続くと推計され，高齢者の健康対策＝後期高齢者の健康対策ということになる．

後期高齢者の健康特性は一言でいえば「加齢に伴う心身の機能の減弱が顕在化し，フレイルや認知症の発症が増大化し，程度の差はあれ不健康な状態」ということになる．フレイルとは，後期高齢者を中心に出現し，健康障害につながる心身の脆弱化した状態，あるいはストレスに対する予備力の低下した状態である．一方，フレイルの最大の特徴は，適切な介入によって改善（生活機能の回復）が見込まれる点でもある．フレイルの構成要素には身体機能・活動，精神・心理状態，さらには社会的問題などが含まれ，いわば高齢者の全人

的な虚弱化ともいえる．特に，身体的フレイルのなかで高頻度に出現する表現型として，低栄養，ロコモティブシンドローム，そしてサルコペニア（加齢性筋肉量減少症）が挙げられる．地域在宅高齢者におけるフレイルの有病率は，Shimada ら[4]の研究によれば，65 歳以上の地域在住高齢者4,745 名（平均年齢 72.1±5.6 歳，女性 2,459 名，男性 2,286 名）に対し，Fried らの定義した 5 項目で判定した場合，前期高齢者では 5～7% 程度であるが，後期高齢者では急増し 80 歳以上では 35%程度と報告されている[4]．さらに同一対象者を平均 29.5 か月追跡し，生活機能障害の発生を調査した前向きコホート研究により，フレイルと要介護状態の発症率についても明らかにされている[5]．この研究では，ベースライン参加高齢者の追跡期間中に 198 名（4.9%）の要介護認定の発生を確認され，健常高齢者に対するリスク別の発症ハザード比（HR）は，フレイルでは HR＝4.65（95% CI；2.63～8.22），プレフレイルでは HR＝2.52（95%CI：1.56～4.07）といずれも有意にリスクは上昇していた（図 1）．さらに，フレイルのなかでも特に「歩行低下」者において最もリスクが高いことが明らかにされている（HR＝4.68（95% CI：2.72～8.05））[6]．本研究からはフレイル高齢者，なかでも歩行速度の低下した高齢者における要介護状態の発症リスクが増大化することが明らかとなり，今後のフレイル予防，要介護状態発症予防に対する効果的な方策を示唆しているといえよう．

健康寿命の概念と推定方法

健康寿命もそうであるが，そもそも「健康」の定

表 1. 健康寿命の 3 指標について
2016 年における平均寿命と健康寿命の 3 つの指標

	平均寿命	健康寿命		
		主指標	副指標	補完的指標
男性	80.98 年	72.14 年	72.31 年	79.47 年
女性	87.14 年	74.79 年	75.58 年	83.84 年

主指標：日常生活に制限のない期間の平均(国民生活基礎調査)
副指標：自分が健康であると自覚している期間の平均(同上)
補完的指標：日常生活動作が自立している期間の平均(介護保険
データ，要介護 2)

義は極めてあいまいで多義的である．したがって健康寿命の定義として一般にいわれるような「健康な状態で生活することが期待される平均期間」もまた様々な定義で用いられている．健康寿命には大別して 2 つの概念がある．1 つは「障害なしの平均余命」であり，もう 1 つは障害の程度を勘案する「健康度調整平均余命」という考え方である．「障害なしの平均余命」というのはまさに健康上の問題，すなわち障害による日常生活への影響がない期間を意味し，その障害は自覚的健康不良をはじめ，疾病による障害，要介護状態，認知症など様々な状態像が含まれる．他方，「健康度調整平均余命」というのは各個人の生存期間中に出現する様々な不健康，あるいは障害の状態を重み付けして計算するものである．具体的には「完全に健康な状態」と比較したときの「(疾病や障害による)不健康な状態」の重症度を数値化し，この指標と有病率を用いて算出する．我が国や欧米諸国では前者の方法を用いて健康寿命を算出しているが，WHO では後者の方法で算出している．

　我が国の健康寿命の算出方法は「障害なしの平均余命」によっているが，具体的には厚生労働省の「国民生活基礎調査」に含まれる質問項目，すなわち「あなたは現在，健康上の問題で日常生活に何か影響がありますか」という質問に対し「ない」と答えた人を「健康」とし，「ある」と答えた人を「不健康」と定義して，サリバン法によって算出している(主指標)．また，同じ調査から「あなたの現在の健康状態はいかがですか」という質問から「自分が健康であると自覚している期間の平均」も算

出している(副指標)．さらに介護保険認定で「要介護 2 以上」を「不健康」として算出し，これを補完的指標としている．したがって我が国での健康寿命は，主指標，副指標，補完的指標の 3 つの指標で提示され，それぞれの長所，短所を踏まえたうえで，適切な解釈や利用方法に基づいて活用されることになっている(表1)．表に示されるように，主目標は平均寿命と最も乖離が大きく，補完的指標，すなわち介護保険サービス受給者のうち要介護 2 以上の者を「不健康」とした場合の健康寿命は平均寿命とほぼ近似した値となっている．

平均寿命，健康寿命，不健康寿命

　上述のように，我が国では平均寿命の伸びを上回る健康寿命の延伸を国是としているように感じる．しかし現実にはどのような状況であろうか？**図 2** は令和 2(2020)年に厚生労働省から報告されている，平均寿命と健康寿命の推移を引用したものである．これをみると，2001〜16 年にかけて，平均寿命の延びは，男性，2.91 歳であり，女性，2.21 歳となっている．一方健康寿命の延びは，男性，2.74 歳であり，女性，2.14 歳となっていて，男女ともに平均寿命のほうが健康寿命の延びよりも大きい(すなわち健康寿命の延びは平均寿命の延びよりも小さい)のであり，さらにその差であるいわば不健康寿命の期間は，男性で(8.67→8.84 歳)＋0.17 年，女性では同じく(12.28→12.35 歳)＋0.07 年と，この 15 年間で不健康寿命の期間のほうが延びは大きいのである．

　残念ながら，この 15 年間で健康寿命の延びは平

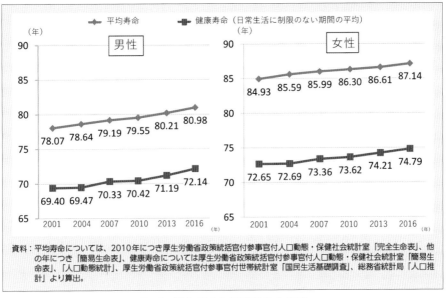

資料：平均寿命については、2010年につき厚生労働省政策統括官付参事官付人口動態・保健社会統計室「完全生命表」、他の年につき「簡易生命表」、健康寿命については厚生労働省政策統括官付参事官付人口動態・保健社会統計室「簡易生命表」、「人口動態統計」、厚生労働省政策統括官付参事官付世帯統計室「国民生活基礎調査」、総務省統計局「人口推計」より算出。

図 2. 平均寿命と健康寿命の推移

均寿命の延びを上回るほどには伸びておらず，不健康寿命はむしろ増大している，あるいはほとんど変わらないのである．同じような，そしてもっと厳しいデータが英国の CFAS 研究から報告されている．

　CFAS(cognitive function and aging study)研究とは英国で地域高齢者を対象とした老化と障害の関連についての縦断的な研究である[7]．CFAS はその名が示すとおり，高齢者の認知機能の加齢に伴う変化を中心として実施された，65 歳以上の地域在宅高齢者を対象とした住民コホート研究である．この研究は最初に1989〜94 年にかけて英国の 6 地域で CFAS Ⅰ として実施され，さらに2008〜11 年にかけて 6 地域のうち，3 地域(ケンブリッジシャー，ニューカッスル，ノティンガム)でCFAS Ⅱ として実施された．2 つの調査は同じ研究者グループにより，同じ方法論や調査項目で行われている．ここで紹介するのはそのうち，1991 年と2011 年における上記 3 地域での高齢者の自立度を比較したものである．自立度に関しては，インタビューによって調査され，① 24 時間ケアを必要とする「重度要介護」，② 毎日介護支援の必要な「中度要介護」，③ 毎日ほどではないがケアを必要とする「軽度要介護」，そして ④ ケアを必要としない「自立」の 4 群に分け 1991 年と 2011 年のそ

れぞれの有病率を推計したものである．したがってこの研究から英国の最近の 20 年間における高齢者のいわば健康寿命の変化を分析することができる．結果は**図 3** に示すとおりである．1991〜2011 年にかけて，65 歳時点での平均余命は男性で4.7 年，女性で 4.1 年それぞれ延長していたが，その内訳をみると，「自立」として延長した分は男性 1.7 年(36.3%)，女性にいたってはわずか 0.2年(4.8%)に過ぎなかったと報告している．

　一方，要介護状態で過ごす推定年数をみると，男性で 3.0 年，女性で 3.9 年延長しており，自立の期間よりも長く，特に女性では平均余命の延長分のほとんどが要介護状態となっているのである(3.9 年／4.1 年；95.1%)．要介護状態のなかでも「軽度要介護」は男性で 1.7 年(36.2%)，女性で2.4 年(58.5%)と大きな割合を占めているが，24時間のケアを必要とする「重度要介護」も男性で0.9 年(19.1%)，女性で 1.3 年(31.7%)と相当な年数を示していた．このように CFAS Ⅰ & Ⅱ の研究からみる高齢期における平均余命の延長は，必ずしも自立期間の延長をもたらすわけではなく，むしろ要介護期間の延長をもたらしていることを明確に示しているのである．

　我が国においても，この数十年の間に著しい平均寿命の延びが達成され，今後もしばらくはこの

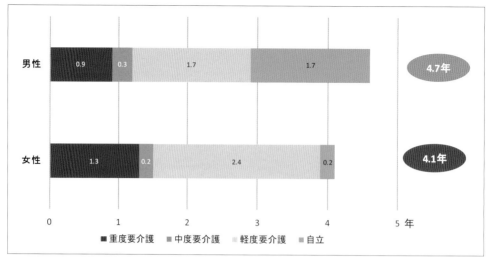

図 3. CFAS 研究による平均余命の延長の内訳
CAFAS 研究：1991～2011 年の 20 年間における 65 歳時点での平均
余命の延長年数と自立・要介護の内訳.

（文献 7 より引用改変）

延びは続くものと推定されている．寿命の延びそのものは喜ばしいことではあるが，同時に長い人生の終末期には確実に障害と疾病による不健康な時期が増大し，そのためのコストもまた増大化することは避けられないのである．健康寿命の延伸も大切ではあるが，より重要なことは，いかにしてこの不健康寿命の期間を短くすることができるかを考え，実行することにあると考えている．

健康寿命延伸は医療費を削減できるのか？

我が国の政府が主導する「健康寿命の延伸」には，もちろん国民 1 人ひとりの健康と QOL を保ち，日々の生活に自立し，社会への貢献も可能とし，ひいては「活力ある社会」の基盤となることを目指した政策課題であることは（多分）間違いないだろう．一方で，病気や障害を予防し「健康寿命」を伸ばせば，長生きをしても医療費は減らせると考えている人は多く，また政府も「健康寿命の延伸」＝「医療費削減」という単純な図式を描き，政策の柱として位置づけてきたことも間違いない．しかし，この単純な図式は最近の多くのエビデンスによって，必ずしもそうならないことが明らかになってきている．

まず，後期高齢者の健康に関する問題を医療費および介護費の視点でみてみると，財務省の提示した 2018 年度予算案ベースであるが，1 人当たりの国民医療費（平均）では前期高齢 55.5 万円に対し，後期高齢者 91.9 万円と約 1.7 倍となり，同じく 1 人当たりの介護費では，前期高齢者 4.9 万円に対し，後期高齢者では 47.0 万円と約 10 倍の開きが報告されている[8]（図 4）．いずれにしても後期高齢者での健康水準が大幅に低下し，いわば不健康と判断される状態像が優勢であることは明白である．

次に，医療費や会議費用への影響であるが，厚生労働省の「健康寿命の延伸の効果の係る研究班」[9]では論点整理がなされており参考となる．議論の取りまとめでは，医療費への影響に関する既存の研究や見解には様々な結果が導き出されており，健康寿命の延伸による医療費の変動には数多くの要因，あるいは推計のもとになる前提やパラメータが異なっているために，単純な答えを導くことは困難であるとされている．単に「医療費への影響」といっても，生涯医療費なのか，単年度ごとの総額なのか，1 人当たりの額なのかは様々である．さらに大きな論点は「生涯医療費」についての考え方であり，その背景として健康寿命と平均寿命の関係性（安定的比率とみるか vs 変動的比率とみるか）をどのように規定するかによって，推計値が大きく変動する可能性が指摘されている．

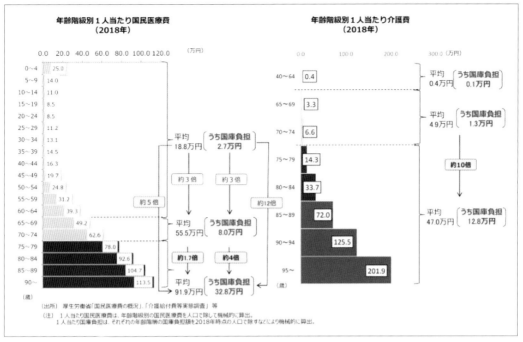

図 4. 年齢階級別 1 人当たり医療・介護費について

(文献 8 より抜粋引用)

したがって，研究班の結論としては「高齢者の健康状態や疾病の状況，予防・健康に関する個々の取り組みは多様であり，(中略)現時点で，健康寿命延伸の医療費への影響について定量的な評価・推計を行うことは容易ではないと考えられる．まずは，個々の取り組みの効果や社会的価値について丁寧に検証したり，健康寿命と個々の疾病との関連を丁寧にみるなど，検証を 1 つひとつ積み重ねていくことが必要．」としている．本来，予防活動を通じた健康寿命延伸の取り組みと医療費削減という命題とは，必ずしも同一のレベル，あるいは価値で考慮されるべきものではなく，ましてや医療費削減のための健康増進というのは本末転倒であろう．

健康寿命をめぐる 2 つの戦略

「健康寿命の延伸」を可能にするためには，2 つの戦略が考えられる．1 つはまさに健康期間の延伸そのものであり，介護予防，フレイル予防，サルコペニア対策やロコモ対策などで示されるように，運動と栄養の介入を中心として，生活習慣を改善し，リスク状態を低下させ，生活機能の維持・向上に取り組み，1 日でも長く自立した生活を営み，要介護状態を先延ばしする戦略である（挙句の果ての究極の対策が（個人的にはまったく肯んぜないが）過激・過剰な「アンチエイジング」であろう）．この戦略は疾病の予防対策や栄養条件などが不飽和な状態であり，そのために（平均）寿命が短く，いわば種の限界寿命と乖離した時代には大いに有効であり，個人レベルと社会レベルの両方にその成果は顕著に現れる．実際，我が国では国民全体の経済的状況が著しく改善し，疾病の予防対策や医療技術の進歩があり，動物性たんぱく質の摂取や油脂類の摂取量増加による栄養状態の改善した 1970 年代以降，平均寿命の伸び同様，健康寿命もまた著しい伸びを示した．しかし，上記英国の CFAS 研究で示されたように，平均寿命が種の限界寿命に近似した集団，特に後期高齢者の集団割合が増大化した時代では，このような健康期間の延伸効果は小さく，先述のように医療経済的な視点からみても費用対効果は必ずしも好ましい対策とはならないであろう．実際，厚労省老健局振興課作成資料（平成 26(2014)年 4 月）によれば年齢階層別要介護認定率は 90～94 歳では

72%，95歳以上では84％が要介護認定を受けているのである．種の限界寿命の近傍では移動能力をはじめ多くの生活機能が著しく減衰し，他者の助けがなければ容易に死に至るのが生物界の掟でもある．したがって，現代日本人のように世界でも1，2位を争う平均寿命を達成した集団，特に今後総人口において大きな割合を占め，複数の慢性疾患を有し，フレイルな状態にある後期高齢者の増加する状況において，全く他者からの助けを必要としない健康状態を保持することは極めて困難であり，健康寿命の延伸の具体的方策を見出すのは容易なことではない．

　一方，「健康寿命の延伸」のために取り得るもう1つの戦略は，不健康な期間の短縮，すなわち不健康寿命の短縮である．特に強調しなければならないのは，上述の「種の限界寿命の近傍では生活機能が著しく衰え，他者の助けがなければ容易に死に至る」という事実である．ヒト以外の動物では老化に伴う終末期において他者からの（摂食や排泄などで）助けや支援を受けることはあり得ない．このような生命維持に直結する機能が障害されれば，それは即「死」を意味する．しかし「ヒト」の場合は移動，排泄，摂食などの基本的な機能障害があったとしても，「ヒト」という生物は社会的に優れた紐帯を持つ「人間」として，本質的に他者を助ける美徳を有している．しかし，美徳としての他者への助けはまた時に思いもよらぬ悲劇をもたらす．本来人間として加齢に伴い，ゆっくりとした機能障害によって寿命を全うし，静かにその命を閉じようとするときに，本人の思いや意思とはかけ離れた他者の意思と，高度に発達した医学的技術によって，いわば本来的な「死」が延伸されることはまさに悲劇以外の何者でもないと思うのは筆者だけなのであろうか？

　日本のような長寿国では，必然的に不健康寿命が延びることは一面不可避な現象である．巷間よくいわれるように，認知症末期で意識のない患者への胃ろうによる延命処置，自発呼吸の消失した患者に対する人工呼吸器による生存延命，終末期に確実に訪れる（私には死への準備期間と考えられる）腎機能不全に対する人工（血液）透析の導入，これらの医療的処置はいずれも様々な要因によって決定されているだろう．症例によっては，必然として処置され継続されている面もあることは事実であるが，一面，漫然・漠然とした医療継続の流れのなかで，明確な生と死の覚悟が失われ，時として個人の尊厳を大きく損ない，生物学的な便益としても，あるいは医療経済学的な費用対効果としてもほとんど無益に生存させられるような症例が決して少なくないのではないかと思われる．

　胃ろうに関しては，全日本病院協会の調査研究によると全国で26万人と推計され，国民健康保険診療協議会（国診協）の直診施設（国保直診施設）とその関連介護保険施設を対象として行われた胃ろう造設に関する過去3年間の増減に関する調査では，胃ろう造設術件数は減少傾向にあるものの，介護保険施設では胃ろう造設者の入所者数は増加していると報告し，胃ろう造設を実施する側と，それを受け入れる側とに差が生じていることを報告している[10]．一方，2019年3月にDBオープンデータを利用した胃ろう増設件数調査では，平成23（2011）年と比較し平成30（2018）年では人口当たりの増設件数は約半数と報告されているが年度ごとのばらつきがあり，増加あるいは減少について一定的傾向を判断することは難しい[11]．また，日本透析医学会　統計調査委員会（2015年）の報告によれば，人工透析患者数は年々増加し，2019年末時点ではおよそ34万5千人と推計されている[12]．同年における新規の人口透析導入患者数は約4万900人であるが，年齢層別にみた場合，最も割合が高い年齢層は男女ともに70～74歳であるが，最近の透析患者数の増加は70歳以上の患者数の増加によるものと報告され，導入時の年齢も着実に高齢化している．原疾患としては糖尿病性腎症（41.6％），次いで腎硬化症（16.4％）となっている．また週3回は必要となる血液透析に伴う痛みや体調不良などの様々な障害のために透析の導入や継続を見合わせる例や中止する例もあり，そ

の多くは高齢者の患者であることも現実である.

　いずれにせよ，不健康寿命を著しく増大化さ
せ，（人間としての限界寿命の近傍で発生する）
様々な終末像への医療介入は，多くの場合数年の
寿命を延伸させると同時に不健康寿命を確実に増
大化させ，個人の尊厳を失わせるという一面のリ
スクも否定できない．もし我が国の世界に冠たる
平均寿命の長さが，人生終末期においていわば人
工的に増加させられた（延命操作的処置による）不
健康寿命のうえに成り立っているとするならば，
「世界に冠たる平均寿命ナンバー1」とはいったい
どれだけの意味と価値があるのであろうか？　現
在の日本人は誰もが長寿を楽しむことのできるこ
の国に生まれ育つ幸せを感謝する一方で，いかに
満足した一生を終えることができるのか，すなわ
ち「いかによく生き（QOL），いかによく死ぬか
（QOD）」という「死生学」について「健康寿命の延
伸」とともに国民1人ひとりがじっくりと思いを
めぐらせる時期に来ている.

文　献

1) Suzuki T：Health Status of older adults living in the community in Japan：Recent changes and significance in the super-aged society. *Geriatr Gerontol Int*, **18**(5)：667-677, 2018.
2) Suzuki T, et al：Are Japanese older adults rejuvenating? changes in health-related measures among older community dwellers in the last decade. *Rejuvenation Res*, **24**(1)：37-49, 2021.
　Summary　日本での代表的な老化のコホート研究による高齢者の身体機能の若返りをメタ・アナリシスにより明らかにした.
3) 厚生労働省：健康寿命延伸プラン概要. 2019.
〔www.mhlw.go.jp/content/10904750/000607837.pdf〕
4) Shimada H, et al：Combined Prevalence of Frailty and Mild Cognitive Impairment in a Population of Elderly Japanese People. *J Am Med Dir Assoc*, **14**(7)：518-524, 2013.
5) Makizako H, et al：Impact of physical frailty on disability in community-dwelling older adults：a prospective cohort study. *BMJ Open*, **5**(9)：e008462, 2015.
6) Shimada H, et al：Incidence of disability in frail older person with or without slow walking speed. *J Am Med Dir Assoc*, **16**：690-696, 2015.
　Summary　フレイルの表現型のなかでも特に歩行速度がその予後を決定する要因であることを明らかにした.
7) Kingston A, et al：Is late-life depending increasing or not？ ―A comparison of the Cognitive Function and Aging Studies(CFAS). *Lancet*, **390**：1676-1684, 2017.
8) 財務省：財政制度分科会（令和3年4月15日開催）資料一覧. 2021.〔https://www.mof.go.jp/about_mof/councils/fiscal_system_council/sub-of_fiscal_system/proceedings/material/20210415zaiseia.html〕
9) 厚生労働省：「健康寿命のあり方に関する有識者研究会」の報告書及び「健康寿命の延伸の効果に係る研究班」. 2019.〔https://www.mhlw.go.jp/stf/newpage_04074.html〕
10) 奥山秀樹ほか：胃瘻の増設および転帰に関する実態調査. 老年歯医, **28**(4)：352-360, 2014.
11) MEDIVA：NDBオープンデータ等による全国・都道府県別胃瘻造設件数に関しての調査＜追補版＞. 2019.〔https://mediva.co.jp/info/2019/08/post-3877.html〕
12) 新田孝作ほか：我が国の慢性透析療法の現況. 日透析医会誌, **53**：579-632, 2020.

MB Med Reha **No.274**：**42-49**, 2022

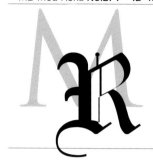

特集／超高齢社会に備えたサルコペニア・フレイル対策
―2025 年を目前として―

臓器間クロストーク

星野晶子[*1]　梅本安則[*2]　田島文博[*3]

Abstract　高齢者のサルコペニア・フレイルの原因としては，慢性炎症，不活動，筋萎縮の悪循環がある．この悪循環を断ち切る可能性があるのが，運動時の筋収縮に応じて骨格筋より分泌されるサイトカイン（マイオカイン）や，脂肪より分泌されるサイトカイン（アディポカイン）である．これらの臓器から分泌されるサイトカインは血液中をめぐり，それぞれの経路で全身の臓器にシグナルを送り，結果として炎症の抑制や骨格筋量の増加に働くと考えられている．このように，ある臓器から分泌されたサイトカインが他の臓器に影響を与えたり，相互に影響しあったりすることを organ cross talk（臓器間クロストーク）という．特にマイオカインの分泌は，時間を長く，使用する筋を多く，強度を高くすると最大になることが知られている．高齢者においても，骨格筋を最大限使用し，最適な負荷量と時間で運動すれば，炎症を抑え，筋を肥大させ，サルコペニア・フレイルを予防できる可能性がある．

Key words　サイトカイン（cytokine），マイオカイン（myokine），アディポカイン（adipokine），骨格筋（skeletal muscle）

高齢化による筋肉量減少の悪循環とその突破口

65 歳以上で日常生活に影響がでるような高度の筋肉量の減少はサルコペニアと呼ばれ，医療・介護の分野のみならず，一般社会においても，急速に認知度が高まってきている．サルコペニアの予防は，高齢化社会における重要な課題の 1 つであるが，有効な予防策を講じるためには背景にある病態の理解が必要となる．

サルコペニアの成因に廃用性の筋萎縮が関係しているが，それに加えて全身性の軽度の慢性炎症が関係していることがわかってきた．加齢に伴う T 細胞機能の変化，免疫細胞の老化，細胞外マトリックスの変化，脂肪量の増加，慢性感染症の病巣などによって，全身性の慢性炎症が生じやすく

なり，サルコペニア発症の要因となっている[1]（図1）．

筋肉量が減少している高齢者では，脂肪組織由来と考えられる TNFα（Tumor Necrosis Factor α：腫瘍壊死因子）と IL-6（Interleukin-6）の血中濃度が有意に上昇している．IL-6 と CRP（C-reactive protein：C 反応性蛋白）の血中濃度が高いと筋力低下のリスクが高まることが示されており，炎症と筋肉量，および機能との間に関連性があることがわかっている[2]．

近年，筋肉からは，マイオカインというサイトカインが分泌されていることがわかってきた．マイオカインには様々な働きがあるとされるが，運動時に分泌されるマイオカインには，筋を肥大させる働きがある．骨格筋量が減ると，筋肥大の役

*1　Akiko HOSHINO, 〒 640-0401　和歌山県紀の川市貴志川町丸栖 1423-3　貴志川リハビリテーション病院リハビリテーション科／和歌山県立医科大学リハビリテーション医学講座
*2　Yasunori UMEMOTO, 和歌山県立医科大学リハビリテーション医学講座，講師
*3　Fumihiro TAJIMA, 同，教授

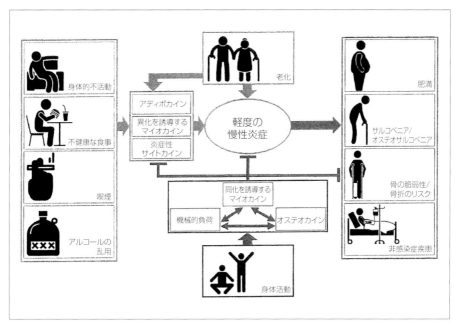

図 1. 軽度の慢性炎症をもたらす危険因子と関連疾患，
　　　および身体活動効果の概略図

図の左列に並ぶ危険因子は，アディポカイン，異化を誘
導するマイオカイン，および炎症性サイトカインの上昇
に関連しており，これらは軽度の慢性炎症の原因とな
る．この状態は，図の右列に並ぶいくつかの病状を誘
発・悪化させる．一方，身体活動は，骨と筋肉の機械的
負荷による直接的な活性化と協調して，骨格筋組織から
の同化を誘導するマイオカイン，および骨組織からのエ
ネルギー代謝調節ホルモンの発現と放出を誘導すること
により，軽度な慢性炎症状態を打ち消す．

（文献 1 より引用）

割を持つマイオカインの分泌量が減り，ますます
骨格筋量が減るという悪循環が生じる．

　本稿では，この悪循環を断ち切る可能性のある
マイオカインやアディポカインの一部について紹
介する．

マイオカイン

1．マイオカインとは

　過去数十年の間に骨格筋は内分泌器官として機
能し，オートクリン，パラクリン，内分泌のいず
れかに作用する数百のマイオカインを産生し分泌
することがわかってきた．代表的なマイオカイン
として，肝臓での糖新生，脂肪組織での脂肪分解，
骨格筋での糖取り込みや筋修復能にかかわる IL-
6 や，神経系に作用する BDNF（brain derived

neurotrophic factor：脳由来神経栄養因子）があ
り，他にも多数報告されている[3]（**図 2**）．

2．各種のマイオカインについて

　ここでは，筋肥大，白色脂肪の減少，炎症抑制
に関連するそれぞれのマイオカインについて解説
する．

1）IL-6

　IL-6 は，筋肉の収縮に応じて筋肉から血管内に
分泌され，それによって骨格筋が，中枢および末
梢の臓器と連絡を取り合っている[4]．IL-6 の血中
濃度は，筋収縮の時間と強度の両方に影響され
る．一般に IL-6 は炎症性サイトカインと考えられ
ており，軽度の慢性炎症状態では，IL-6 の供給源
が脂肪組織や肝臓，活性化した免疫細胞であるこ
とが示唆されている[1]．炎症状態では TNFα が上

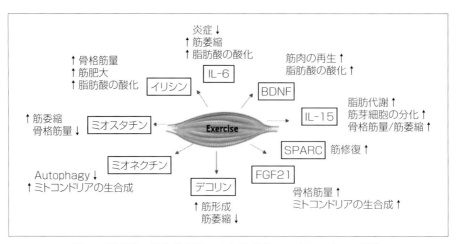

図 2. 運動時の骨格筋収縮により発現するマイオカインの機能
SPARC(secreted protein acidic and rich in cysteine：酸性で
システインに富む分泌タンパク質)
FGF21(fibroblast growth factor 21：線維芽細胞成長因子 21)

（文献 4 より引用）

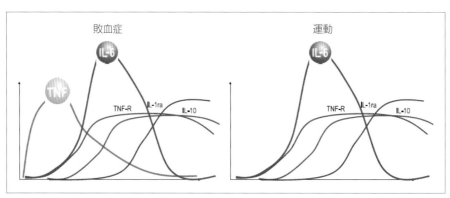

図 3. 敗血症，運動が誘導する循環サイトカインの増加の比較
敗血症では，循環 TNF αの顕著で急速な増加があり，IL-6 の増加
がそれに続く．運動では，TNFαの上昇なく IL-6 の上昇が起こる．

（文献 5 より引用）

昇してから IL-6 の上昇がみられるが，運動時，TNFαが上昇することなく，筋由来の IL-6 は上昇している[5]（図3）．運動時増加する骨格筋由来のIL-6 は，IL-10 や IL-1ra などの他の抗炎症性サイトカインの発現を誘導することで抗炎症作用を発揮し，炎症性サイトカイン（すなわち，IL-1βや TNFα）に拮抗し，軽度の慢性炎症の進行を抑制する[1]．骨格筋由来の IL-6 は，炎症を抑制するこ

とにより，炎症によって引き起こされる筋萎縮を予防する．

2）ミオネクチン

ミオネクチンは，筋肉の収縮によって血流中に放出される．オートファジーは，筋萎縮を誘導するメカニズムであると考えられているが，マウスの肝臓や培養幹細胞において，ミオネクチンを投与すると，オートファジー関連遺伝子の発現を抑

制することが報告されている．また，ミオネクチンは飢餓によるオートファジーを抑制し，生体の同化反応に関与することがわかった．これらのことから，ミオネクチンは，タンパク質の合成を高め，タンパク質の分解を抑制することで，筋肉量の増加に重要な役割を果たしていると考えられる[4]．

3）デコリン

デコリンは，筋収縮時に骨格筋より分泌され，筋肉の成長に重要な役割を果たしている．筋萎縮を促進，筋の成長を阻害するミオスタチンに直接結合して不活性化し，その抗筋原作用を阻害する．デコリンの過剰発現は，ミオスタチンを抑制する働きを持つフォリスタチンの発現を増加させる一方で，骨格筋の構成タンパク質を分解する筋特異的なユビキチンリガーゼを減少させる．このように，デコリンは筋原性因子として作用する可能性があり，筋肉の衰えを治療するためのターゲットになるかもしれない[4]．

4）イリシン

イリシンは，運動によるシグナル伝達を介して，FNDC5（Fibronectin type Ⅲ domain-containing protein 5）が切断されて分泌される．イリシンとミオスタチンは，運動後に骨格筋からの分泌量が逆になることからイリシンが骨格筋の肥大を誘導し，除神経誘発性の萎縮を減衰させると考えられている．筋肥大に対するイリシンの効果は，筋衛星細胞の活性化とタンパク質合成の上昇によって成立することが示されている．

閉経後のサルコペニアの女性では，サルコペニア発症前の女性と比較して，血中イリシンレベルが低く，大腿四頭筋の断面積と負の相関があることが示されており，イリシンがヒトの病態においても潜在的な促進因子として機能する可能性が示唆された[4]．

アディポカイン

1．アディポカインについて

脂肪組織の過剰は，しばしば組織内の免疫細胞の浸潤の亢進とアディポカインの放出の増加を伴い，全身の軽度な慢性炎症の発生につながる．白色脂肪組織から分泌されるアディポカインは，代謝性疾患の進行中に全身の軽度の炎症を維持する役割を担っている．すべての脂肪組織がこのような炎症性の変化に関与するわけではなく，内臓脂肪が皮下脂肪に比べて炎症性分子の主な供給源であることが多くの証拠によって示されている[1]．

2．各種のアディポカインについて

1）レプチン

レプチンは，エネルギーホメオスタシスの主要な調節因子であり，免疫機能の主要なメディエーターであり，自然免疫系と適応免疫系の両方に影響を与える炎症促進因子である．IL-6とTNFαをアップレギュレートし，IGF-1（insulin-like growth factor 1）を介した同化作用を不活性化させる．レプチンは脂肪組織質量と正の相関があり，肥満の被験者ではそのレベルが上昇し，全身の炎症に寄与している．運動トレーニングは，脂肪組織のレプチンmRNA（messenger RNA）の発現に影響を与えないが，相当なエネルギー消費を伴う運動をすると，血中レプチン濃度は低下する[7]．

2）レジスチン

レジスチンはもう1つの炎症マーカーで，インスリン抵抗性と関連しており，肥満関連疾患の発症における重要な調節因子として機能し，肥満と炎症をさらに結びつけている．持久力トレーニングは，肥満被験者において運動後48時間にわたり，レジスチンの血中濃度と脂肪組織中のレジスチンmRNAの発現量に影響を与えないが，インスリン感受性は運動直後にのみ増加した．これらの結果は，運動依存性のインスリン感受性の改善は，レジスチンによって直接媒介されないことを示唆しており[8]，肥満者での運動の有用性がうかがえる．

3）アディポネクチン

アディポネクチンはアディポカインだが，その分泌量は脂肪組織量と負の相関がある．抗炎症作用があり，脂肪酸の酸化とグルコースの取り込み

を増加させ，肝の糖新生を抑制することで骨格筋に作用する．また，アディポネクチンはレプチンの作用を打ち消す．アディポカインの原型と考えられているアディポネクチンは，骨格筋にも発現しており，重度の肥満者の骨格筋では，持久力トレーニングに反応して，アディポネクチンの血漿レベルが上昇し，アディポネクチン受容体の発現が誘導される[1]．アディポネクチンは肥満やインスリン抵抗性，加齢で負の制御を受けており，これらの患者で血漿レベルが低下する．慢性炎症やレプチンによる TNFα の上昇はアディポネクチンを直接阻害するため，筋タンパク質の合成やミトコンドリアのプロセスを阻害する．

臓器間クロストーク

最近の研究では，マイオカインによって筋そのものだけでなく，脳，脂肪組織，骨，肝臓，腸，膵臓，血管床および皮膚を含む離れた他の器官との相互作用があることが明らかになってきた．例えば，マイオカインには，認知，脂質およびグルコース代謝，白色脂肪の褐色化，骨形成，内皮細胞機能，筋肥大，皮膚の老化を遅らせる，腫瘍増殖を抑制する，といった働きが認められた[9]．このように，ある臓器から分泌されたサイトカインが他の臓器に影響を与えたり，相互に影響しあったりすることを organ cross talk（臓器間クロストーク）という．

例としては，骨格筋由来の IL-6，イリシン，LIF（Leukemia inhibitory factor）などのマイオカインは，白色脂肪組織を標的にして，脂肪分解を誘導し，白色脂肪細胞の褐色脂肪細胞への分化を促進する．これにより，白色脂肪細胞から放出され，慢性炎症や筋の萎縮を促進するアディポカインが抑制される．

また，マイオカインには，骨に働きかけ，骨芽細胞を促進したり，骨破壊細胞を抑制したり，骨から出るサイトカインであるオステオカインの放出を促し，骨密度を増加させるなどの働きがある[9]．

肝臓から放出されるヘパトカインの1種，フォ

リスタチンは運動時に増加し，マイオカインのミオスタチン発現を抑制し，筋肥大，骨密度上昇に働いている[3]．

軽度の慢性炎症時に脂肪組織から分泌される TNF-α，IL-6 などの炎症性サイトカインは，筋肉量の低下だけでなく，インスリン抵抗性，脂質異常症，動脈硬化症など，全身の臓器に影響する．

このように，各臓器から放出されるサイトカインは全身に働きかけ，互いに関与しあっている．すなわち，骨格筋維持のために，全身の臓器からの働きかけがあり，運動により放出されるマイオカインは，筋そのものだけではなく，全身の臓器に働きかけ，様々な働きをしている[9]（図4）．

マイオカインの分泌を決める要因： 運動の種類，運動強度，運動時間

運動時に分泌されるマイオカインは，サルコペニアを予防するうえで，筋肥大だけでなく，炎症状態の改善，白色脂肪組織の減少など様々な良い働きをすることを述べてきた．それでは，具体的にどのような運動をすれば，マイオカインが最大限分泌されるのかを IL-6 を例に解説する．

全身の IL-6 の血漿濃度は，筋収縮中に上昇することが一貫して証明されている[5]．片脚の運動を課したところ，安静にしている脚よりも運動中の脚から大量の IL-6 が放出され，IL-6 の mRNA およびタンパク質の供給源は，収縮している筋線維自身であることが示唆された[6]．これまでに運動の種類，運動強度，運動時間と運動による血漿中の IL-6 の増加の大きさとの関係について研究が行われた．

まず，運動の種類について検証した実験結果では，筋損傷を伴うエキセントリック運動（伸張性収縮を伴う運動）は，筋損傷のない運動に比べて，血漿中の IL-6 の増加が大きくないことが明らかになり（図5），運動中の血漿中の IL-6 の増加には筋損傷が必要ではないことが示された．むしろ，エキセントリック運動では，IL-6 濃度のピークが遅れ，回復時の血漿 IL-6 の減少が遅くなる可能性

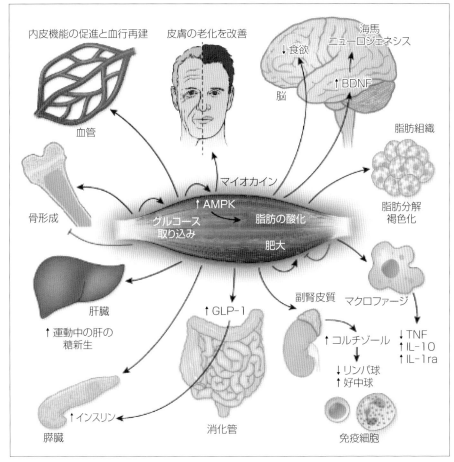

図4. 筋と全身の臓器とのクロストークの概略図
マイオカインは，筋肉と他の器官との間，ならびに筋肉自体の中でのコ
ミュニケーションを媒介し，様々な働きをする．

（文献9より引用）

がある[5]．

　次に，IL-6の上昇は運動強度に敏感であり，間接的に収縮活動に関与する筋量に依存していることを表している．骨格筋を収縮させること自体が血漿中のIL-6の重要な供給源であるため，上肢運動などの限られた骨格筋量を使用する運動では，血漿中のIL-6を運動前の濃度よりも上昇させるのに，短時間では不十分な場合がある．対照的に，複数の大きな筋肉群を使用するランニングは，最も劇的な血漿中のIL-6の増加が観察されている（**図5**）．

　また，運動による血漿中のIL-6の増加は，時間の経過とともに，直線的ではなくほぼ指数関数的に増加する[6]．運動後の血漿IL-6の変動の50%以上は，運動時間だけで説明でき，運動時間が運動後の血漿IL-6の増加を決定する最も重要な因子である．高強度の運動は，運動時間が短いことが多く，その逆もまた然りなので，血漿IL-6増加量と運動時間の関係は，運動強度で調整するとさらに顕著になると考えられる．時間と血漿IL-6増加量の対数線形関係から，血漿IL-6が10倍に増加するには約2時間の運動が必要であり，100倍に増加するには約6時間の運動が必要であることがわかった．この関係は運動の種類にはほとんど影響されない．

　これらのことから，筋損傷を伴わない全身を使った高強度の運動を長時間行うことで，運動により血漿中のIL-6を最も増加させるとわかる．

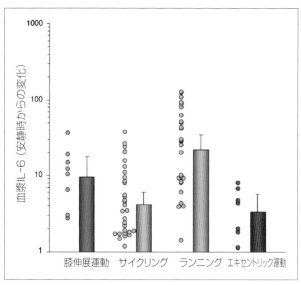

図 5. 異なる運動様式とそれに対応する血漿 IL-6 レベルの増加

運動試験に基づく，800人の被験者の結果である．各点は1回の運動試験を示し，対応する棒は95%信頼区間の幾何平均を表す．ランニングが一番 IL-6 の血中濃度が上昇した．

（文献5より引用）

高齢者，サルコペニアを含めた合併症を持っている人こそ運動を

合併症を持ち，活動度も限られてくる高齢者において，前述のような運動を行うことは困難な場合もある．四肢の麻痺があり，収縮する筋肉量が限られている脊髄損傷患者でも，マイオカインとしての IL-6 を上昇させることが確認できた．最大酸素摂取量の60%の強度で，上肢エルゴメーター運動を2時間行うと IL-6 上昇を認めた（**図6**）．また，車椅子フルとハーフマラソンでも IL-6 が上昇することが確認できた[10]．このことから，筋肉量が少なくなっている高齢者でも，運動によりマイオカインの分泌を期待することができる．

サルコペニアの治療には，運動や栄養などのライフスタイルへの介入が，非侵襲的で容易に適用できることから，最も公認された治療戦略となっている．有酸素運動，レジスタンス運動は筋肉量，筋肉の機能を調整し，抗炎症作用に有用な効果があり，高齢者の慢性炎症の軽減と筋萎縮の軽減に寄与している[1]．

マイオカインは，サルコペニア予防のための戦略として研究されている．例えば，フォリスタチン（ミオスタチンのアンタゴニスト）などのいくつかの薬剤，およびミオスタチン，アクチビンAを標的とする選択的な抗体ベースのアプローチが，ミオスタチンシグナルを拮抗・抑制するために開発された．しかし，これらの治療法はいずれも臨床的に十分であるとは証明されていない．ヒトに使用するためには，標的特異性の欠如や潜在的な臨床毒性など克服すべき障害が残っている[4]．

マイオカイン，アディポカインの働きに関する研究は現在進行中であり，はっきりとした結論が出ていないものも多い．しかし，運動により分泌されるマイオカインは，サルコペニアを予防するだけではなく，認知機能を保ち，骨強度を保ち，耐糖能異常を改善させ，がんの発症を減少させるという報告もある[9]．

これらの研究が進行し，その結果として，より多くの高齢者が積極的に運動に取り組むことにより，サルコペニアの発症が抑制されることを期待したい．

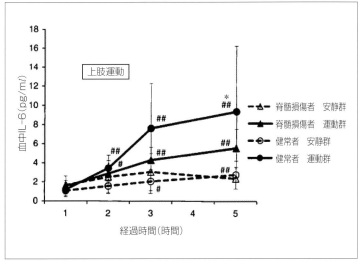

図 6. 上肢運動による血症中 IL-6 の変化量
運動群は経過時間が 1 時間から 3 時間の間に最大酸素摂取量の
60％の強度で上肢エルゴメーター運動を 2 時間行った. 運動中,
運動後 2 時間にわたり IL-6 の上昇を認めた.
平均値±標準偏差 # *P*<0.05 vs 運動前, # *P*<0.01 vs 運動前,
*P<0.05 vs 安静群

（文献 9 より改変）

文　献

1) Gomarasca M, et al：Myokines：The endocrine coupling of skeletal muscle and bone. *Adv Clin Chem*, **94**：155-218, 2020.
Summary　マイオカインの骨格筋と骨との連携について述べたレビュー. オステオ・サルコペニア（骨粗鬆症を合併したサルコペニア）についても述べられている.

2) Schaap LA, et al：Inflammatory Markers and Loss of Muscle Mass（Sarcopenia）and Strength. *Am J Med*, **119**(6)：526. e9-526. e17, 2006.

3) Gonzalez-Gil AM, et al：The Role of Exercise in the Interplay between Myokines, Hepatokines, Osteokines, Adipokines, and Modulation of Inflammation for Energy Substrate Redistribution and Fat Mass Loss：A Review. *Nutrients*, **12**(6)：1899, 2020.
Summary　クロストークについて述べたレビュー. 栄養を観点に図式を用いて各臓器, サイトカインの関係がわかりやすくまとめてある.

4) Lee JH, et al：Role of myokines in regulating skeletal muscle mass and function. *Front Physiol*, **10**：42, 2019.

5) Pedersen BK, et al：Muscle as an Endcrine Organ：Focus on Muscle-Derived Interleukin-6. *Physiol Rev*, **88**(4)：1379-1406, 2008.

6) Steensberg A, et al：Production of interleukin-6 in contracting human skeletal muscles can account for the exercise-induced increase in plasma interleukin-6. *J Physiol*, **529**：237-242, 2000.

7) Bouassida A, et al：Review on leptin and adiponectin responses and adaptations to acute and chronic exercise. *Br J Sports Med*, **44**(9)：620-630, 2010.

8) Jamurtas AZ, et al：The effects of acute exercise on serum adiponectin and resistin lebels and their relation to insulin sensitivity in overweight males. *Eur J Appl Physiol*, **97**(1)：122-126, 2006.

9) Severinsen MCK, Pedersen BK：Muscle-Organ Crosstalk：The Emerging Roles of Myokines. *Endcr Rev*, **41**(4)：594-609, 2020.

10) Umemoto Y, et al：Plasma IL-6 levels during arm exercise in persons with spinal cord injury. *Spinal Cord*, **49**(12)：1182-1187, 2011.
Summary　脊髄損傷患者の上肢運動による IL-6 上昇を確認した論文. 障害者, 上肢運動だけでも有益なマイオカインの上昇がみられることを証明した.

MB Med Reha **No.274**：**50-54**, 2022

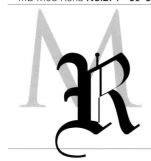

特集／超高齢社会に備えたサルコペニア・フレイル対策
―2025年を目前として―

ロコモの予防と治療

金治有彦[*1]　松本守雄[*2]

Abstract　ロコモティブシンドローム（ロコモ）は運動器の障害により移動機能の低下をきたした状態であり，超高齢社会を迎えた我が国において，ロコモを克服して健康寿命の延伸に貢献することは社会の活力維持のために不可欠となっている．ロコモの予防と治療を行うためには正確な評価が重要であり，ロコチェックを行って該当項目のある患者に対してはロコモ度テスト（立ち上がりテストと2ステップテスト，ロコモ25）を行うことによりロコモ度を決定すべきである．その結果，ロコモ度1と判定されればロコトレなどの運動や食事療法が，ロコモ度2では整形外科医受診が勧奨され，ロコモ度3では，何らかの運動器疾患の専門的な治療を要する．最近，腰部脊柱管狭窄症や変形性関節症に対する手術がロコモ対策の有効な選択肢となり得ることを示唆する報告が増えており，今後はロコモに対する手術の長期成績や，有効性に関するさらなるエビデンスの確立が期待されている．

Key words　ロコモティブシンドローム（locomotive syndrome），予防（prevention），治療（treatment）

はじめに　―ロコモの現状―

ロコモティブシンドローム（運動器症候群：ロコモ）は2007年に日本整形外科学会が提唱した概念で，運動器の障害により移動機能の低下をきたした状態と定義される[1]．移動機能とは，立つ・歩く・走る・座るなどの移動にかかわる，生活を送るうえで根本となる機能である．加齢，運動不足，活動量低下，栄養過不足などにより，骨，関節軟骨，椎間板，筋肉，神経系などの運動器の構成要素に障害を生じ，疼痛，関節可動域制限，柔軟性低下，姿勢変化，筋力・バランス能力低下を発症し，その結果移動能力の低下を惹起する．

我が国は世界に類をみないスピードで高齢化が進み，最近の高齢化率は総務省の推計で29.1%となっており，2位のイタリアの23.6%を5%以上も上回っている[2]．また，国民生活調査（2019）によると，要介護・要支援の原因として骨折・転倒（12.5%），関節疾患（10.8%），脊髄損傷（1.5%）を合わせるとロコモ関連の疾患・外傷が24.8%と多い[3]．ロコモが進行すると転倒リスクが高まり，要支援・要介護の原因ともなることから，超高齢社会を迎えた我が国において，ロコモを克服して健康寿命の延伸に貢献することは社会の活力維持のために不可欠となっており，厚生労働省の健康施策方針である「健康日本21 第二次」でも2022年までにロコモの国民認知度を80%にする目標が掲げられている[4]．

これまでのロコモの予防に向けた
日本整形外科学会の取り組み

要介護・要支援者を減少させ，高齢者の社会復

[*1]　Arihiko KANAJI，〒454-8509　愛知県名古屋市中川区尾頭橋3-6-10　藤田医科大学ばんたね病院／藤田医科大学機能再建学，臨床教授
[*2]　Morio MATSUMOTO，慶應義塾大学整形外科，教授

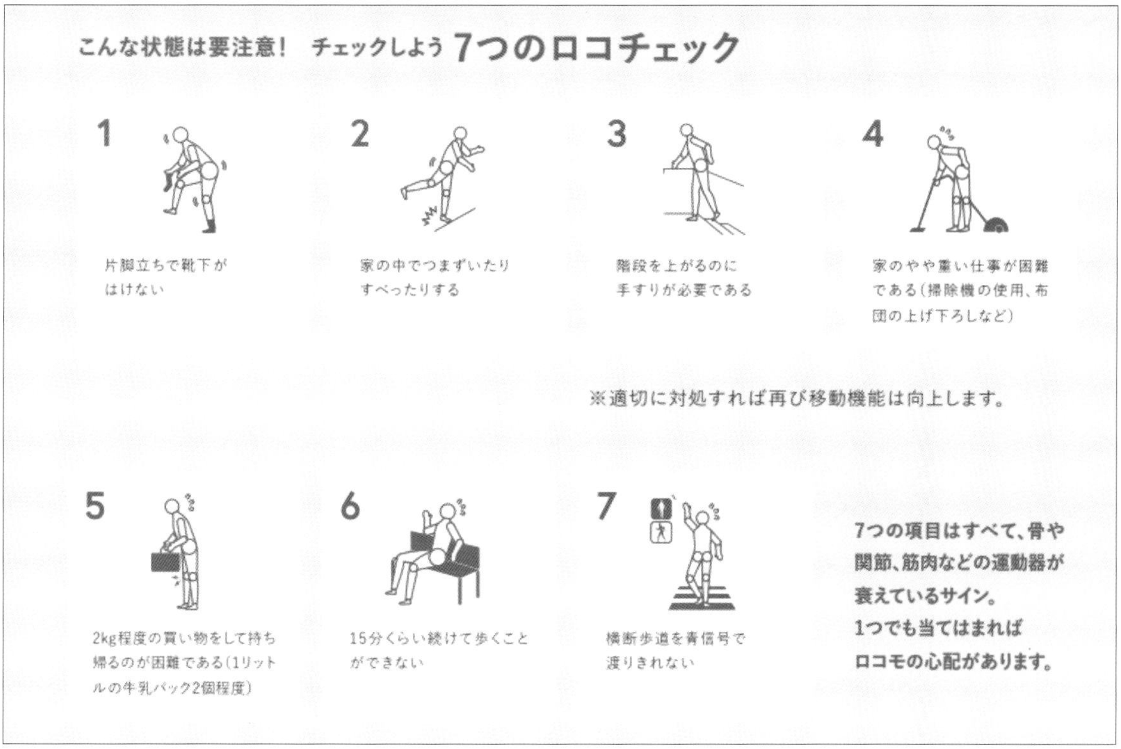

図 1. ロコチェック
(ロコモチャレンジ！推進協議会　ロコモパンフレット 2020 年度版より引用)

帰を促し，活力のある社会・エイジフリー社会を実現するにはロコモ対策は不可欠である．また，いくつかの疫学的調査からロコモは必ずしも高齢者限定の問題ではなく，より若年者から始まっている，もしくはその予備軍となっていることが明らかとなっており，若年のうちからの対応が必要であることも指摘されている[5]．一般に，運動器の衰えは徐々に進行することが多く，ロコモを予防するためには日常生活のなかでの気づきが重要であり，できるだけ早期に自分がロコモであるか否かを認識する必要がある．

1．ロコチェック

日本整形外科学会では 2009 年 12 月にロコモパンフレット 2010 年度版を発行し，現在の 7 項目のロコチェックを提唱した（**図 1**，掲載は 2020 年度版）．ロコチェックはロコモの簡便なリスク判定ツールとして利用されており，運動能力や日常生活レベルの評価との高い関連性が報告されている[6)7)]．

2．ロコモ度テスト

ロコチェックは，簡便なロコモリスク判定ツールとしての有用性が指摘されたが，一方で重症度

判定ができないことなどの問題点がある．そこで日本整形外科学会はロコモ度テストを 2013 年 5 月に作成，発表した．ロコモ度テストは移動機能の判定ツールであり，「立ち上がりテスト」（垂直方向の移動機能評価）と「2 ステップテスト」（水平方向の移動機能評価），そして運動器の症状や機能に加えて社会生活状況などを評価する「ロコモ 25」の 3 つのテストから成り立っている．2013 年のロコモパンフレット 2013 年度版では，それぞれのロコモテストにおける性別年代別の測定値の平均値，中央値が記載され，いずれかのテストで年代相応に満たない場合は，将来ロコモになる危険があるとした．

3．ロコモ度テストの臨床判断値

ロコモに対する精力的かつ広域的な取り組みを背景に，「ロコモティブシンドローム診療ガイド 2021」が前回の 2010 年以来，11 年ぶりに改訂して日本整形外科学会から刊行された．ロコモの啓発活動やエビデンスの構築を進めていくうえでは，ロコモの重症度分類（ロコモ度）評価やその国民基準値の設定は不可欠であり，全年代におけるロコ

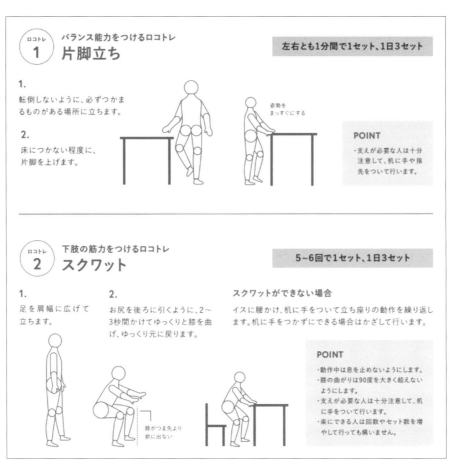

図 2. ロコモーショントレーニング(ロコトレ)
(ロコモチャレンジ！推進協議会　ロコモパンフレット 2020 年度版より引用)

モ判定を目的として 2015 年にロコモ度テストに「ロコモ度 1」「ロコモ度 2」からなる「臨床判断値」を制定した. その後, ロコモがどの程度進行すると投薬や手術などの医療介入が必要となり, その治療によってロコモがどのように改善するかについての検証を行った結果, 2020 年に新しい臨床判断値として「ロコモ度 3」を制定した.「ロコモ度 3」は, 移動機能の低下が進行し, 社会参加に支障をきたしている段階と評価される. その判定として,「立ち上がりテスト」では両脚で 30 cm の台から立つことができない,「2 ステップテスト」の値は 0.9 未満,「ロコモ 25」の得点は 24 点以上とされ, 年齢にかかわらずこれら 3 項目のうち, 1 つでも該当する状態が「ロコモ度 3」である.

4. ロコモ度テスト臨床判断値と疫学

ロコモ度テストの臨床判断値によりロコモの疫学調査が行われた[5)8)]. Yoshimura らが施行した第

3 回 ROAD Study の結果では, ロコモ度 1 該当の有病率は全体の 69.8%(男性 68.4%, 女性 70.5%)で, ロコモ度 2 該当の有病率は全体の 25.1%(男性 22.7%, 女性 26.3%)であり, いずれも年齢とともに高くなる傾向が認められた[8)]. この性・年齢別分布を平成 22 年(2010)の国勢調査人口に当てはめてロコモ度 1, ロコモ度 2 の該当者数を推測したところ, 40 歳以上におけるロコモ度 1 該当者数は 4,590 万人(男性 2,020 万人, 女性 2,570 万人), ロコモ度 2 は 1,380 万人(男性 460 万人, 女性 920 万人)であった. また, ロコモ度 3 については全体の約 1 割がロコモ度 3 に該当していた. また 2020 年にロコモ 1 万人調査が行われ, 性別・年齢別の基準値が策定された[9)].

ロコモの予防と治療

整形外科医の役割は運動器疾患の予防と治療で

あり，特に高齢者に対しては，ロコモ対策を行うことにより運動器の症状の緩和だけでなく，運動機能や移動能力の維持や向上に努めるべきである．ロコモに関する外来診療では，ロコモ度テストなどによる運動機能評価と，骨密度検査や単純X線撮影による運動器疾患に対する精査を積極的に行う．診察の待ち時間などにロコチェックを行いたい．該当項目のある患者に対してはロコモ度テストを行い評価する．ロコモ度の評価は経時的に行うことも重要である．現在，ロコモ度1と判定されれば運動の習慣づけと食事療法が，ロコモ度2と判定されれば整形外科医受診が勧奨されている．また，ロコモ度3では，自立した生活ができなくなるリスクが非常に高く，何らかの運動器疾患の専門的な治療が必要になっている可能性があるため，整形外科専門医による治療を要する．

1．ロコトレ

ロコモーショントレーニング(ロコトレ)は，ロコモを予防するだけでなく，改善させるために日本整形外科学会が提唱している運動であり，高齢者でも実践でき，短時間で行える簡単な運動内容となっている(図2)．特別な道具や広いスペースがなくても気軽に家のなかで行えることから，日常的に継続もしやすい．ロコトレでは，主に「片脚立ち」と「スクワット」を行う．主に高齢者で低下するバランス能力や筋力を鍛えることが目的となっているが，結果として筋肉だけでなく，骨や関節，神経など加齢とともに弱くなっていく運動器を鍛えられる．高齢者に対してロコトレによる運動介入を行って，運動機能が改善した例は報告されているものの[10]，下肢筋力を維持，向上させ積極的にロコモを予防するためには，ロコトレ以外にもウォーキング，ジョギング，水泳などの個々の運動器の状態を考慮しつつ運動を習慣づけることも大切である．

2．ロコモと手術

ロコモの原因疾患には腰部脊柱管狭窄症，変形性関節症，骨粗鬆症が挙げられるが，超高齢社会を迎えた我が国では関節や脊椎といった運動器の障害を有する患者が増えている．そのなかでも腰部脊柱管狭窄症や下肢の変形性関節症は，症状が悪化し，運動器障害が著明となった場合には手術が行われることが多い．最近，これらの疾患に対する外科的治療がロコモ対策の有効な選択肢であることを示唆する報告が増えている[11)~15)]．

Fujitaらは，後方除圧または固定術が行われた腰部脊柱管狭窄症166名の術前，術後半年，術後1年のロコモ度を縦断的に評価したところ，立ち上がりテストのスコアについては術前後で有意差は認められなかったが，2ステップテストとロコモ25ではそれぞれのスコアが術後有意に改善していたこと，そして2ステップテストとロコモ25についてそれぞれのスコアをロコモ度に換算した結果，術前と比較すると術後半年後，1年後においてロコモ度が有意に改善していたことを報告した(図3)[11)12)]．また，Shimizuらも腰部脊柱管狭窄症患者に対する手術療法の有効性を同様に明らかにしており，75歳以上の手術や術後の矢状面バランス不良がロコモ度改善不良の関連因子と報告した[13)]．

変形性股関節症についてTaniguchiらは，88名のTHA(total hip arthroplasty：人工股関節置換術)術後のロコモ度を調査した結果，術後2年時には17.0%の患者についてはロコモから脱却しており，56.8%の患者についてはロコモ度が改善していたことを報告し[14)]，Ohmoriらは，72名のTHA患者のロコモ度を調査した結果，術後1年時に65%の患者でロコモ度が改善したことを報告した[15)]．これらの報告から，腰部脊柱管狭窄症や変形性股関節症については疼痛など臨床症状が改善するだけでなく，日常生活における活動性が向上し，ロコモ度の改善が期待できることが示唆された．今後は各疾患におけるロコモに対する手術の長期成績や，手術によって最もロコモ度が改善する条件やその関連因子を検討することにより，ロコモ対策のとしての手術の有効性についての検証が求められている．

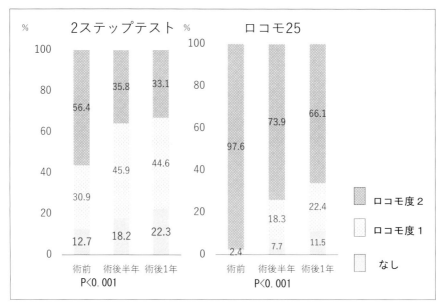

図 3. 腰部脊柱管狭窄症患者における術前後のロコモ度の推移

（文献 12 より改変）

文　献

1）Nakamura K：A"super-aged"society and the "locomotive syndrome". *J Orthop Sci*, **13**(1)：1-2, 2008.

2）総務局統計：統計からみた我が国の高齢者─「敬老の日にちなんで」─, 令和3(2021)年9月19日, 〔www.stat.go.jp/data/topics/topi1290.html〕

3）厚生労働省：2019年国民生活基礎調査の概況, 〔https://www.mhlw.go.jp/toukei/saikin/hw/k-tyosa/k-tyosa19/dl/06.pdf〕

4）厚生労働省：健康日本21(第二次). 〔https://www.mhlw.go.jp/stf/seisakunitsuite/bunya/kenkou_iryou/kenkou/kenkounippon21.html〕

5）Yoshimura N, et al：Epidemiology of the locomotive syndrome：The research on osteoarthritis/osteoporosis against disability study 2005-2015. *Mod Rheumatol*, **27**(1)：1-7, 2017.

6）Sasaki E, et al：Evaluation of locomotive disability using loco-check：a cross-sectional study in the Japanese general population. *J Orthop Sci*, **18**(1)：121-129, 2013.

7）Iizuka Y, et al：Association between"loco-check" and EuroQol, a comprehensive instrument for assessing health-related quality of life：a study of the Japanese general population. *J Orthop Sci*, **19**(5)：786-791, 2014.

8）Yoshimura N, et al：Prevalence and co-existence of locomotive syndrome, sarcopenia, and frailty：the third survey of Research on Osteoarthritis/Osteoporosis Against Disability(ROAD)study. *J Bone Miner Metab*, **37**(6)：1058-1066, 2019.

9）Yamada K, et al：Reference values for the locomotive syndrome risk test quantifying mobility of 8681 adults aged 20-89 years：A cross-sectional nationwide study in Japan. *J Orthop Sci*, **25**(6)：1084-1092, 2020.

10）Aoki K, et al：The impact of exercise and vitamin D supplementation on physical function in community-dwelling elderly individuals：A randomized trial. *J Orthop Sci*, **23**(4)：682-687, 2018.

11）Fujita N, et al：Lumbar spinal surgery improves locomotive syndrome in elderly patients with lumbar spinal canal stenosis：A multicenter prospective study. *J Orthop Sci*, **25**(2)：213-218, 2020.

12）Fujita N, et al：Lumbar spinal canal stenosis leads to locomotive syndrome in elderly patients. *J Orthop Sci*, **24**(1)：19-23, 2019.

13）Shimizu T, et al：The efficacy of surgical treatment on locomotive syndrome and physical function in patients with lumbar spinal canal stenosis. *J Orthop Sci*, **26**：327-331, 2021.

14）Taniguchi N, et al：Improvement of locomotive syndrome after total hip arthroplasty：A two-year longitudinal cohort study. *Mod Rheumatol*, **31**：1050-1058, 2021.

15）Ohmori T, et al：The efficacy of total hip arthroplasty on locomotive syndrome and its related physical function in patients with hip osteoarthritis. *J Orthop Sci*, **26**：389-395, 2021.

MB Med Reha **No.274**：55-59, 2022

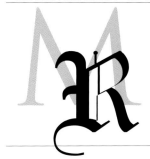

特集／超高齢社会に備えたサルコペニア・フレイル対策
―2025年を目前として―

医療介護予防事業におけるサルコペニア・フレイル指導士の社会的貢献

吉村和代[*1]　　上瀧健二[*2]　　上葉亮太[*3]
森﨑麻衣子[*4]　　池田久雄[*5]

Abstract　　高齢者社会では，高齢多疾患患者の管理とともに生活機能障害の予防が重要である．生活機能障害の原因であるフレイルは，適切な介入により健康状態に戻せる可逆的な病態である．一方，「フレイルの悪循環」の予防には，適度な運動，バランスのとれた栄養，社会と人とのつながりを持つことが大切であり，フレイルの予防・治療には多職種による包括的心臓リハビリテーションの応用が有用であることを報告した．高齢化率が37.2％の都市で，2015年4月よりサルコペニア・フレイル外来を立ち上げ，地域包括ケアシステムにおける医療介護予防事業の一環として，行政・医師会・大学の連携・協力によるSARCANBA(さるかんば)「Omuta prevention project of SARCopenia/frAilty by commuNity-BAsed health care」事業を推進している．さるかんば事業は多職種協働で行い，医師，理学療法士，看護師，社会福祉士，管理栄養士，医療事務(うちサルコペニア・フレイル指導士は5名)からなる．予防事業を通して，サルコペニア・フレイル指導士の社会的貢献について述べる．

Key words　　サルコペニア(sarcopenia)，フレイル(frailty)，心臓リハビリテーション(cardiac rehabilitation)，医療介護予防事業(medical care prevention project)，サルコペニア・フレイル指導士(certified instructor of sarcopenia and frailty)

はじめに

　我が国における平均寿命が年々増加していることはすでに周知の事実であり，2020年における平均寿命の報告では，男性81.64年，女性87.74年となっている[1]．65歳以上人口の高齢化率は，2019年において28.4％であり，将来推計では2065年を迎える頃には38.4％に達するとされている[2]．超高齢化社会を迎えた我が国では，今後，機能障害を持つ高齢多疾患患者の増加とともに医療介護の負担が増大するため，疾病管理とともに生活機能障害を予防することが重要である．

　高齢化の社会のなかでは，平均寿命と健康寿命の差を縮めることが課題として挙げられ，高齢者が自立して生活可能な期間(健康寿命)の延伸が求められている．我が国においては，2016年時点の健康寿命は，男性が72.14年，女性が74.79年と報告されている．健康寿命は延伸してきているが[2]，高齢化率の将来推計を考えると安心できない状況である．

[*1] Kazuyo YOSHIMURA，〒836-8505　福岡県大牟田市岬町6-22　帝京大学福岡医療技術学部理学療法学科，助教授
[*2] Kenji KOTAKI，同，講師
[*3] Ryota UEBA，杉循環器科内科病院リハビリテーション室
[*4] Maiko MORISAKI，日の出町すぎ病院リハビリテーション室
[*5] Hisao IKEDA，杉循環器科内科病院高齢者医療センター

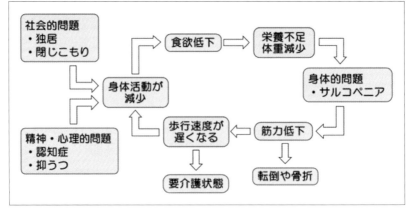

図 1. フレイルの悪循環

サルコペニア・フレイルの予防

　健康寿命の延伸に，サルコペニア・フレイルの予防が注目されている．フレイルは，加齢に伴う様々な機能変化や予備能力の低下によって健康障害に対する脆弱性が増加した状態[3]とされ，外的ストレスによって身体機能障害，要介護状態，死亡などの転帰に陥りやすい．フレイルの悪循環（**図 1**）には，身体的，精神心理的，および社会的問題など多方面の問題がかかわっている[4)5]．サルコペニア（筋肉減少症）は，身体的問題の1つとしてフレイルと密接に関連する（**図 1**）[6]．サルコペニアの原因として，① 加齢，② 運動不足（安静臥床，無重量状態），③ 栄養不足（摂取不良，食欲不振），④ 急性・慢性の病気（手術，外傷，癌，心臓病，腎臓病，肝臓病，心疾患など）が挙げられる．

　超高齢社会では，高齢多疾患患者の疾病管理とともに生活機能障害の予防が重要である．生活機能障害の原因であるサルコペニア・フレイルは，適切な介入により自立機能の維持・改善ができる可逆的な病態である．

　サルコペニア・フレイルの予防・治療に対して，我々は，多職種協働による包括的心臓リハビリテーションの応用が有用であること，適度な運動，バランスのとれた栄養，および社会と人とのつながりを持つことが大切であることを報告している[7]．多面的な問題を有するフレイルの悪循環に対応するためには，医療・介護にかかわる多職種が専門的な知識・技術を持ち寄って，包括的に介入・支援をしていく必要がある．

サルコペニア・フレイル予防運動教室における取り組み

　介護予防やフレイル予防のための運動教室などの取り組みが全国的に実施されている．高齢化率が37.2%の福岡県大牟田市において[8]，我々は地域包括ケアシステムにおける「医療介護予防事業」の一環として，多職種協働で行う「サルコペニア／フレイル予防事業 Omuta prevention project of SARCopenia/frAilty by commuNity-BAsed health care（SARCANBA：さるかんば事業）」を推進している（**図 2**）．"さるかんば（いかん）"とは，大牟田方面において「歩かないと（いけないよ）」という意味の方言である．

　我々は，2015年4月よりサルコペニア・フレイル外来を発足し，外来患者および地域住民に対し，サルコペニア・フレイルの評価，および予防運動教室を提供している．また，同時に医師会や大牟田市と連携・協力し，市民への啓発活動や医療・介護職への周知活動を行っている．サルコペニア・フレイル予防運動教室は，大牟田市で実施しており，理学療法士，社会福祉士および看護師の計8名のスタッフが主に担当する．週2回の運動教室を，水曜日4名と金曜日3名で分担している．

　予防運動教室では，参加希望者に対し，フレイルおよびサルコペニアの予防の重要性，さるかんば事業の目的を説明し，同意を得たうえで評価を実施している．なお，サルコペニア・フレイル指導士の認定を受けた者は計3名在籍しており，同時に心臓リハビリテーション指導士も有してい

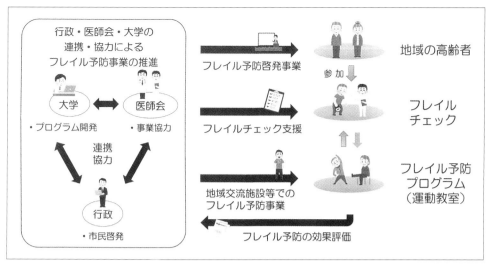

図 2. 大牟田市におけるサルコペニア・フレイル予防事業
「さるかんば事業」

る. その他, 2名のスタッフは日本サルコペニア・フレイル学会に所属しており, 指導士の取得を目指している.

対象者への評価は, サルコペニア・フレイル予防事業の運動教室への初回参加時に1回目評価を実施する. その後, 対象者は運動教室へ参加し, 6か月後に再評価を実施する. 運動教室におけるデータ収集項目は, 性別, 年齢, 身長, 体重, body mass index (以下, BMI), 主訴および既往歴, 家族構成, 介護保険の有無と介護度, 週1回以上の運動習慣の有無, 簡易フレイル・インデックス, 介護基本チェックリストを実施している. 家族構成は, 独居, 夫婦のみ, 夫婦とその他 (家族), 本人とその他 (家族), およびその他 (家族以外の同居人など) の5つから1つ当てはまるものを選択する. 身体機能評価は, 左右の握力, 6 m歩行速度 (m/s, 最速・通常速度), 6分間歩行距離 (m), 5回椅子立ち上がりテスト (秒) を測定している.

サルコペニア・フレイル予防運動教室では, 運動の実施前に, 血圧, 脈拍, 体温などのバイタルサインと体調を確認し, 運動を行っている. 運動内容は, ストレッチなどのウォーミングアップ, セラバンドや自重を用いたレジスタンストレーニング, 椅子立ち座り運動, 自覚的運動強度をもとに負荷を設定した歩行運動 (15分) および自転車

エルゴメータ (10分) からなる, 約1時間のプログラムである. ウォーミングアップおよびレジスタンストレーニングは集団にて実施し, 参加者の前に理学療法士が向かい合って立ち, 運動および指導を行いながら実施する. 歩行運動および自転車エルゴメータは, Borg指数11 (楽である) 〜13 (ややきつい) の範囲となるよう指導し, 調整しながら行う. 運動実施中は, 転倒などに注意して監視をしながら安全に実施できるよう配慮し, 運動の実施後は, 血圧, 脈拍, 体調を確認し終了する流れで実施している.

多職種の情報共有の場として, 週1回のミーティングを実施している. サルコペニア・フレイル予防運動教室における各参加者の体調などの状況報告, 運動教室への参加状況, および運営や講演会などの情報提供を行い, 情報の共有および協議を行い, より良い運動教室の提供を目指している.

サルコペニア・フレイル指導士制度

2019年, 日本サルコペニア・フレイル学会によって, サルコペニア・フレイルに関する知識や対応策を多職種に普及・啓発し, 高齢者の自立支援に向けた包括的な医療体制の構築のため, サルコペニア・フレイル指導士認定制度が発足した.

サルコペニア・フレイル予防事業 (さるかんば

事業）では，3 名の理学療法士および 1 名の看護師がサルコペニア・フレイル指導士を取得し，従事している．「サルコペニア・フレイル指導士を取得して」，「サルコペニア・フレイル指導士および心臓リハビリテーション指導士を取得して」，「サルコペニア・フレイル指導士の社会的貢献」の 3 点に関する現場の意見を，以下に述べる．

1．サルコペニア・フレイル指導士を取得して

理学療法士 1：理学療法士として患者の身体的問題について注目しがちであったが，フレイルが社会的あるいは精神・心理的問題にもかかわることを学び，患者への教育指導の意識が広がった．

理学療法士 2：レジスタンス運動の方法を見直し，効果的な運動内容を提供できるようになった．急性期の心疾患患者に対して，フレイルを考慮し退院に向けた計画を考えるようになった．

理学療法士 3：「Wasserman の歯車」において，特に筋合成・筋分解の概念が加わり，効率良く筋代謝をどのようにすればいいのかを考慮するようになった．高齢多疾患患者において「運動負荷量の設定」や「モチベーションの維持」に配慮するようになり，フレイルの知識を持つことが大切であると考えるようになった．

看護師：急性・慢性心不全患者が多く，サルコペニア・フレイルの合併が非常に多いため，看護師ができる限り早期に発見し，医師・理学療法士・管理栄養士と連携することにより，サルコペニア・フレイル予防および治療に貢献できると考えるようになった．また，入院患者の転倒・転落を予防する意味でも，サルコペニア・フレイルの知識を持っておくことが必要であると考えるようになった．

2．サルコペニア・フレイル指導士および心臓リハビリテーション指導士を取得して

理学療法士 1：心機能のみではなく筋機能について強く意識するようになり，運動のみならず食事など多方面に指導することが重要であると考えるようになった．心臓リハビリテーション指導士のみ取得しているときは，外来リハビリテーションに参加して運動を継続してもらうことを中心に考えていたが，フレイルについて学び，地域コミュニティやボランティアへの参加促進についても考えるようになった．

理学療法士 2：心疾患に対する塩分や水分の制限などの栄養指導だけではなく，サルコペニアの合併がある場合には，蛋白質の摂取についても注目するようになり，管理栄養士との連携が重要であると考えるようになった．運動療法では，心疾患にサルコペニアを合併している際には，有酸素運動およびレジスタンス運動を中心に患者に適した運動プログラムを考え，提供できるようになった．

理学療法士 3：栄養面について体重・BMI で判断していたが，サルコペニア肥満などを考えると体重や BMI のみで判断することは好ましくないと考えるようになった．

3．サルコペニア・フレイル指導士の社会的貢献について

理学療法士 1：地域住民に対してサルコペニア・フレイル予防についての啓発活動，および研究活動により多くのエビデンスを蓄積していく必要があると考える．

理学療法士 2：サルコペニア・フレイルを早期に発見し，適切な指導ができるサルコペニア・フレイル指導士が必要である．各都道府県および各市町村に，サルコペニア・フレイル指導士による啓発活動が必要と考える．

理学療法士 3：高齢多疾患患者の場合，サルコペニア・フレイルの早期発見が大切で，医療介護連携の重要性が高まっている．特に情報共有が大切で，サルコペニア・フレイル指導士が中心となって地域連携室との協力が必要であり，連携を強化していく必要がある．

看護師：高齢者のなかに多くのサルコペニア・フレイルを有する患者が存在するため，サルコペニア・フレイル指導士の資格を有した看護師が中心となって，早期発見，予防および治療にかかわっていく必要があると考える．

まとめ

サルコペニア・フレイル指導士を取得し，医療介護予防事業（さるかんば事業）のチーム医療に従事して，①フレイルに関するリテラシーの向上が必要であること，②フレイルの早期発見と予防が重要で，そのためには多職種協働で行う医療チームの構築が急務であること，などが考えられた．

超高齢社会の日本において，高齢者の健康寿命の延伸を考えるうえで，サルコペニア・フレイルの予防と，指導士の人材育成は極めて重要である．今後も，地域包括ケアシステムにおける「医療介護予防事業」の一環として，多職種協働で行う「サルコペニア・フレイル予防事業（さるかんば事業）」を推進し，健康長寿社会の構築を目指したいと考える．

文　献

1) 厚生労働省：平均寿命の国際比較，01 概況（表紙〜国際比較）R2（機密性2）．〔https://www.mhlw.go.jp/toukei/saikin/hw/life/life20/dl/life18-04.pdf〕

2) 令和2年版高齢社会白書（全体版）．〔https://www8.cao.go.jp/kourei/whitepaper/w-2020/zenbun/pdf/1s2s_02.pdf〕（2021年9月29日閲覧）

3) 荒井秀典：フレイルの意義．日老医誌，**51**：497-501，2014.
    Summary フレイルの概念，診断基準，疫学，介入方法がわかりやすく解説されている．

4) Xue QL, et al：Initial manaifestations of frailty criteria and the development of frailty phenotype in the Women's Health and Aging Study Ⅱ. *J Gerontol A Biol Sci Med Sci*, **63**：984-990, 2008.

5) Fried LP, et al：Frailty in older adults：evidence for a phenotype. *J Gerontol A Biol Sci Med Sci*, **56**(3)：M146-156, 2001.

6) 葛谷雅文ほか（編）：フレイル超高齢社会における最重要課題と予防戦略，医歯薬出版，2014.
    Summary フレイルの種々の面についてわかりやすく解説されている．

7) Harada H, et al：Effectiveness of cardiac rehabilitation for prevention and treatment of sarcopenia in Patients with cardiovascular disease—a retrospective cross-sectional analysis. *J Nutr Health Aging*, **21**(4)：449-456, 2017.
    Summary サルコペニア・フレイルの予防・治療に対して，多職種協働による包括的心臓リハビリテーションの応用が有用である．

8) 大牟田市ホームページ：大牟田市の高齢化統計資料．令和3(2021)年9月1日現在，〔https://www.city.omuta.lg.jp/common/UploadFileOutput.ashx?c_id=5&id=4010&sub_id=28&flid=71815〕（2021年9月29日閲覧）

MB Med Reha **No.274** : **60-68**, 2022

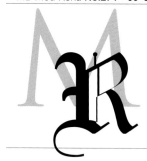

特集／超高齢社会に備えたサルコペニア・フレイル対策
—2025 年を目前として—

高齢者のための在宅活動ガイド
—NCGG-HEPOP® 2020—

大沢愛子[*1]　前島伸一郎[*2]　近藤和泉[*3]　荒井秀典[*4]

Abstract　新型コロナウイルス感染症の世界的大流行のなか，日本でも緊急事態宣言が発出され，外出を伴う活動の自粛が要請された．その後，感染者数は増減を繰り返し，制限緩和の動きもあるが，感染症が重症化しやすい高齢者の自粛傾向は続いている．このような長期的な社会的交流の消失や活動自粛は，心身機能の低下や栄養状態の悪化などを引き起こし，サルコペニアやフレイルの進行が危惧されている．そこで我々は，高齢者が適切な運動と活動を自宅でも安全に実施できるよう，金城大学と協働し，国立長寿医療研究センター在宅活動ガイド 2020（NCGG-HEPOP® 2020；National Center for Geriatrics and Gerontology-Home Exercise Program for Older People 2020）を発行した．本稿では，HEPOP®（ヒーポップ）2020 の作成背景や特徴，多方面への展開などについて概説する．

Key words　新型コロナウイルス感染症（COVID-19），自粛（self-restraint），在宅活動ガイド（NCGG-HEPOP®），高齢者（older people），フレイル（frailty）

はじめに

　ダイヤモンド・プリンセス号が横浜に停泊し，新型コロナウイルス感染症（COVID-19）がにわかに注目を浴びはじめた 2020 年 2 月，当初は新型ウイルスに対する物々しい警戒を新聞やテレビの向こうの非日常的な出来事と感じた人も多かったが，COVID-19 は瞬く間に世界中で蔓延し，3 月には WHO がパンデミックを宣言し，これまでに世界で 4 億 5,000 万人以上が感染し 600 万人以上が死亡した（2022 年 3 月現在）．我が国も例外なく感染の波に飲み込まれ，SARS-CoV-2 PCR 陽性者は 610 万人以上（2022 年 3 月現在）にのぼり，最も単純かつ簡便な感染予防策として，他人との接触を避けるため，不要不急の外出を控える "stay home" が推奨され，緊急事態宣言が発出されるたびに多くの人の社会生活が制限された．2022 年 3 月時点では，ようやく第 6 波も落ち着きはじめ，様々な社会活動が再開されつつあるとはいえ，ウイルス変異などによる第 7 波到来も懸念されるなか，社会生活を積極的に再開させている高齢者は多くない．このような長期的な外出制限や活動自粛は，生活不活発による廃用を誘発し，高齢者の心身機能の低下による将来の要介護者の増加や，認知症者の増加などが強く懸念されている．

[*1]　Aiko OSAWA，〒 474-8511 愛知県大府市森岡町 7-430　国立長寿医療研究センターリハビリテーション科，医長
[*2]　Shinichiro MAESHIMA，金城大学，学長
[*3]　Izumi KONDO，同センター，副院長
[*4]　Hidenori ARAI，同センター，理事長

自宅での運動や活動に関する
指導書作成に至る経緯

　活動自粛による不活発の実態について，WHOのパンデミック宣言からの30日間で187か国455,404名の平均歩数が27.3％（1,432歩）減少していた[1]．18歳以上の2,381名に対するインターネット調査では43％の人で身体活動が減少していた[2]．ウェアラブルデバイスの3,000万ユーザーの平均歩数がほぼすべての国で昨年の同時期と比較して7〜38％減少していた[3]．COVID-19の感染拡大前後で，65歳以上の高齢者1,600名の1週間当たりの身体活動時間が約3割（約60分）減少した[4]．COVID-19の感染拡大前後で外来や在宅でリハビリテーションを受けていた患者175名の，週に1回程度以上外出する頻度が元々の外出頻度にかかわらず減少していた[5]．などの報告があり，当院においても通院自粛による外来患者数の減少や，他医療機関からの転院制限などによる入院患者数の減少がみられた．コロナ禍では，医療機関におけるこのような適時適切な医療の流れが妨げられただけでなく，その影響は介護・福祉分野にも波及し，介護保険による通所リハビリテーションや通所介護，訪問リハビリテーションなども集団感染による一時閉鎖や利用制限が相次ぎ，住民や役場主体の健康教室や趣味活動の集まり，介護予防教室なども感染対策が困難であることを理由に中止された．

　このような状況のなか，自宅に閉じこもる高齢者に対して，低活動によるフレイルへの移行やその進行を予防すべく，日本老年医学会は2020年3月，「新型コロナウイルス感染症：高齢者として気をつけたいポイント」[6]をいち早く発表した．このなかで，生活不活発によるフレイルの進行や，心身と脳の機能低下に関する警鐘を鳴らし，自宅でできる運動の継続などを推奨した．フレイルは「ストレスに対する恒常性の回復が低下した脆弱な状態で，転倒や身体障害，死亡を含む健康障害の危険を高める状態を示す概念」であり[7][8]，「高齢

期に生理的予備能が低下することでストレスに対する脆弱性が亢進し，生活機能障害，要介護状態，死亡などの転帰に陥りやすい状態」のことをいう[9]．すなわち，COVID-19の流行下では，ウイルス感染という直接的な身体的ストレスのリスクがあるだけでなく，生活不活発や社会的交流の減少などの間接的なストレスがかかり続けるため，フレイルが進行する大きなリスクを有していることになる．このような状況で，高齢者や疾病を有する人の生活を守り，感染予防とフレイル・サルコペニアの進行予防のバランスをいかにとるか[10]．その解決法の1つとして作成されたのが自宅での運動や活動に関する指導書"NCGG-HEPOP®（ヒーポップ）2020"[11]である．

NCGG-HEPOP® 2020の作成と
全体的なコンセプト

　2020年4月中旬に発足したHEPOP® 2020作成委員会は，コロナ禍において高齢者の置かれた状況を理解し，十分な議論が尽くせるよう，老年科，神経内科，リハビリテーション科医師，および認知症，脳卒中などの各種専門医と，療法士，管理栄養士などを含む多職種で構成した．

　HEPOP®の全体的なコンセプトとしては，多くの一般高齢者の利用を想定し，利用者の心身機能の多様性に留意したうえで，①高齢者が自宅で1人でも実施できるよう平易な内容にすること，②利用者の心身の状態に即した運動や活動を推奨すること，③基礎疾患などに可能な限り配慮し，運動や活動の注意事項を過不足なく記載すること，④長期的に運動や活動を継続できるよう工夫すること，⑤ガイドの利用がサルコペニアやフレイル予防に直接的につながる内容とすること，⑥フレイルの身体的，精神・心理的，社会的な要素に配慮し，運動，認知，栄養，口腔・摂食嚥下など，多彩な側面から対策を立てること，⑦正しく感染対策を行ったうえで，屋外や社会活動を推奨すること，とした．

　発信方法を決めるにあたって，あらかじめ当院

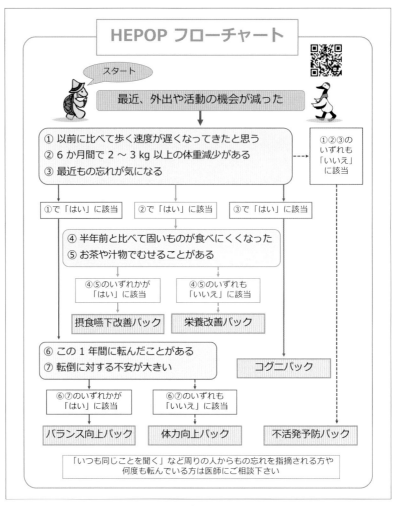

図 1. HEPOP® フローチャート

（文献 11 より引用）

の外来高齢患者に情報収集に関するアンケートを
実施した．その結果，情報収集のためにインター
ネットを使用すると答えた人は 2 割強で，
COVID-19 による外出制限下で実際にインター
ネットから運動の情報を得ていた人はわずか 4%
であった．この結果を踏まえ，なるべく多くの人
に HEPOP® の情報を届けるために，当院のホーム
ページにインターネットを通じてアクセスし，無
料でダウンロードできるように設定するととも
に，インターネットにアクセスできない人やプリ
ンターを使用できない人に対する配慮として，
HEPOP® のすべての内容を印刷した冊子も準備
した．

NCGG-HEPOP® 2020 の詳細

HEPOP® は，原則，ロバスト（健常者，頑強者），
プレフレイル，フレイルの状態にある一般高齢者
を対象とし，治療中の慢性疾患があっても良い
が，心身の状態は安定しており，運動や活動に支
障がない者を利用者として想定した．

NCGG- HEPOP® は以下の 7 つのパートから
成っている．

1．HEPOP® 作成の背景と概要

まずはじめに，HEPOP® の概要と意義，自宅で
も運動や活動を行うことの重要性について説明し
た．またパソコンやスマートフォン・タブレット
を用いて，どこからでも容易にこの在宅活動ガイ

表 1. HEPOP® の 6 つのパッケージの特徴

各種パッケージ	対象とする利用者の特徴	ターゲットとする心身の状態や病態	運動・活動／指導内容の特徴
バランス向上パック	歩行速度が低下し，転倒したり，転倒への不安が強い人	● フレイル（身体的・社会的） ● サルコペニア	筋力増強訓練やバランス訓練を中心に紹介
体力向上パック	転んではいないが歩行速度が低下し，体の衰えを感じる人	● プレフレイル（身体的・社会的） ● サルコペニア	筋力強化訓練や体力（運動耐久性）の向上を目指す運動を紹介
不活発予防パック	現時点では体は元気だが，不活発な生活で活動量が低下している人	● ロバスト ● プレフレイル（身体的・社会的）	筋力増強訓練や全身調整運動を紹介
摂食嚥下パック	固いものが食べられなくなったり，むせたり，体重が減った人	● オーラルフレイル ● サルコペニア ● 摂食嚥下障害	誤嚥や誤嚥性肺炎，オーラルフレイルの説明と対策，安全な食事の摂取方法や嚥下体操などを紹介
栄養改善パック	体重が減ったり，バランスの良い食事を摂ることが難しい人	● フレイル（身体的・社会的） ● サルコペニア	適切な栄養についての知識や，食事の工夫などを紹介
コグニパック	もの忘れが気になる，意欲が湧かないなど脳と心の機能低下が気になる人	● フレイル（認知的） ● 軽度認知障害	二重課題を中心に，脳と身体を同時に賦活できるような課題を紹介

ドにアクセスできるよう，ガイド全体の URL と QR コードを提示した．

2. フレイルの進行予防と活動および運動の推奨

活動や運動を行う意義を理解し，継続して実施してもらうことを目的に，フレイルの定義や概念について説明し，フレイルの進行予防の重要性について解説した．

3. 感染予防と運動の準備と注意

コロナ禍において感染を予防するため，3 密の回避，必要時のマスク装着，手指衛生，換気の重要性などについて解説した．さらに，運動前の準備として血圧と脈拍の測定を推奨し，運動に適切な血圧や脈拍の値の範囲を示した．また，無理な運動や活動による心身機能の悪化を予防するため，治療中の疾患があって全身状態が不安定な人や身体に痛みのある人，および，運動の実施にあたってかかりつけ医との相談が必要な人について，該当する病態を示した．

4. HEPOP® フローチャート

HEPOP® では，活動や運動の開始前にまずフローチャートを実施する．質問項目は簡易フレイルインデックス[12]と，後期高齢者の質問票[13]および基本チェックリスト[14]の一部からなり，質問に答えることで，社会的フレイル，身体的フレイル，認知的フレイル，オーラルフレイル，摂食嚥下機能低下などの有無が大まかにスクリーニングできる．利用者はフローチャート内の 7 つの簡単な質問に「はい」か「いいえ」で答え，矢印にそって進むだけで，そのときの心身の状態に適した運動や活動が選択できる（図 1）．

5. 運動の強さの目安

運動時に目標となる年齢別の心拍数の目安を提示している．また，運動強度の単位として METs（安静時を 1 とした時と比較して何倍のエネルギーを消費するかで活動の強度を示したもの）を紹介し，歩行や階段昇降，家事などの運動強度を数値化して示した．この METs 表をみることで，普段，利用者がどの程度の運動を行っているのかを自らが知り，意識改革につなげることができる．また，特別な運動でなくても家事や普段の生活のなかで体を動かす機会があることを紹介し，外出自粛を余儀なくされるような状況でも，身体機能を維持する工夫ができることを提案している．

6. 6 つの運動・活動パッケージ

HEPOP® では，主に運動機能に関係するものとして「バランス向上パック」，「体力向上パック」，「不活発予防パック」の 3 種類，摂食嚥下と口腔機能に関係するものとして「摂食嚥下パック」，栄養に関係するものとして「栄養改善パック」，認知機

体力向上パック掲載運動一覧

体の状態に合わせてストレッチと各種運動を組み合わせてください．バランス運動は転倒のリスクがありますので注意して行ってください．

番号	ストレッチ	バランス	筋トレ	全身運動	寝て	座って	立って	運動の内容
1	●					●		胸と背中を伸ばす
2	●					●		太もも裏を伸ばす
3	●					●		腕と背中を伸ばす
4	●						●	ふくらはぎを伸ばす
5			●			●		ももを上げる
6			●				●	スクワット
7		●	●			●		四つ這い運動
8		●					●	つぎ足立位
9		●					●	片足立ち
10			●	●			●	椅子からの立ち座り
11				●			●	足踏み
12				●			●	ウォーキング

寝て：寝て行う運動　座って：座って行う運動　立って：立って行う運動

図 2. 掲載運動一覧の例

（HEPOP® 2020. 体力向上パックより引用）

能に関係するものとして「コグニパック」の合計 6 種類のパッケージを掲載している．各種パッケージが対象とする利用者の特徴とターゲットとする状態や病態，運動や指導の特徴について**表1**に示す．フレイルの複数の側面に関して包括的に網羅し，対応策を提示していることがHEPOP® の大きな特徴であり，可能な限り利用者の多様性に配慮している．利用者はフローチャートの結果に従って，パッケージを選択して実施する．

各種パッケージのなかでは，最初のページにそのパッケージの概要や利用方法を記載し，様々な活動や運動を組み合わせ，できれば毎日継続して行うこと，痛みがなく無理のない範囲で体調に合わせて運動を実施すること，自然な呼吸を心がけること，体調が悪化すれば運動を中止すること，転倒に気をつけることなどを共通の注意項目として挙げた．また，3つの運動パックとコグニパックでは掲載運動一覧を提示しており（**図2**），掲載されている運動の種類がストレッチ，バランス訓練，筋力増強訓練（筋トレ），全身調整運動のいずれに属するかが一目で理解できるとともに，臥位・座位・立位のいずれの姿勢で行う運動であるかも同時にわかり，利用者の体調や環境に適した運動を選択できるようになっている．

実際の運動は人形を用いてわかりやすく動きを提示し，運動時に意識すべき部分と注意点を記載した．また，運動の禁忌となる疾患は一目でわかるように赤の背景で記載し，高齢者に合併しやすい変形性関節症や転倒予防などにも配慮した運動の方法を提示した（**図3**）．

推奨する運動としては，フレイル，サルコペニア高齢者に対する運動の有効性が示され[15)16)]，サルコペニアにはレジスタンス運動を含む複合的な運動プログラムが推奨されている[17)]ことを踏まえ，筋力増強訓練を中心に運動を選択した．加えて，転倒や怪我の予防を目的とするストレッチとバランス機能の向上をはかるためのバランス訓練，さらに心肺機能の向上や生活習慣病の悪化予

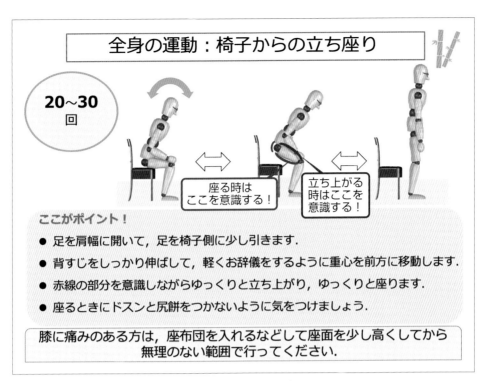

図 3. 掲載している運動の例
（HEPOP® 2020. バランス向上パックより引用）

防を目的とする有酸素運動などを複合的に選択・配置した. 運動負荷としては, 通常, レジスタンス運動で筋力増強を目指す場合には, 最大挙上重量（1 repetition maximum：1 RM：1 回しか行うことのできない重量（負荷））の70～80％の高負荷で実施することが理想であるが, 近年の高齢者における研究では, そこまで高負荷でなくても1 RM の20％程度の低負荷レジスタンス運動で筋力増強が得られることや[18], 16％程度のレジスタンス運動でも筋のタンパク質合成が促進されることが報告されている[19]. これらのエビデンスを, 広く一般高齢者に向けて発信し, 自宅で安全に運動を継続してもらうことを考慮し, 一般的な高齢者がややきつい（修正ボルグスケール4前後）と感じる強さを目安とし, 代わりに反復回数をやや多めに設定した. また, 体を痛めず運動を継続することが重要であるため, 体調に合わせて痛みや無理のない範囲で回数や時間を調整しても良いこととした. さらに, サルコペニアやフレイルを予防するためには, 栄養摂取面でのアプローチも不可欠である. 高齢者では, 加齢に伴って口腔内環境や嚥下機能が低下しやすく[20], オーラルフレイル[21]やサルコペニアによる摂食嚥下障害（sarcopenic dysphagia）[22]の予防が重要である[23]. このため, HEPOP® ではオーラルケアの重要性や摂食嚥下機能の維持を目的とする「摂食嚥下改善パック」と, 高齢者にとって必要な栄養の知識と栄養摂取の工夫について説明する「栄養改善パック」も作成した.

7. 運動の目標と運動のチェック表

このような配布型の資料の最大の問題点は, 利用者の意欲の維持と継続が困難なことである. そこで, HEPOP® では自ら目標を立て, 運動の実施の有無をセルフチェックすることで, 運動行動を可視化できるよう工夫した. またこの用紙を用いて会話のきっかけとしたり, 自分に適した運動の内容や負荷についてかかりつけ医に相談することも可能であり, 他者との交流を促すことも意識して作成した.

HEPOP® の展開と今後の展望

ここまで NCGG-HEPOP® の作成の経緯と内

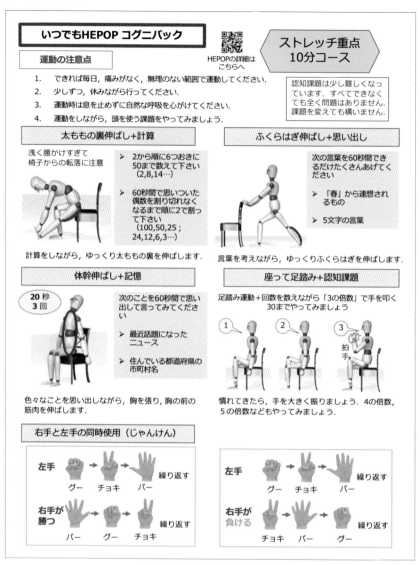

図 4. いつでも HEPOP® の例
（HEPOP® 2020, コグニパック ストレッチ重点コースより引用）

容・特徴について紹介した. この HEPOP® は英語〔https://www.ncgg.go.jp/english/documents/HEPOP.pdf〕[24]や中国語〔https://www.ncgg.go.jp/hospital/english/documents/HEPOPguide-Chinese-version1.0.pdf〕, ロシア語, タイ語などに翻訳され, 日本語版[11]とともに海外でも利用されている. また, 思い立ったときにいつでも速やかに運動に取りかかれるようにリビングの壁などに貼ったり, 地域の集まりや公共施設などで配布し活用したりすることを想定し, HEPOP® から抜粋した運動や活動を A4 用紙 1 枚にまとめた「いつでも HEPOP®〔https://www.ncgg.go.jp/hospital/guide/simple.html〕」（**図 4**）も提供している. 提案事項が多すぎると煩雑でわかりにくいと感じる人も多いため,「いつでも HEPOP®」のような抜粋版は, 高齢者にはとても使いやすいと自治体の医療・福祉担当者から好評である. この「いつでも HEPOP®」の一部は, 金城大学の学生が作成・出演した動画も公開しており〔https://www.kinjo.ac.jp/ku/wp/?p=16606〕[25], 紙媒体だけでは運動の実施が難しい施設, 病院, 高齢者サロンなどで利用されている. 加えて, 高齢者のみならず, コロナ禍のリモートワークなどによる閉じこもりや運動不足を原因に生活習慣病の発症・悪化が懸念

される若年世代にも「どこでも HEPOP®」〔https://www.ncgg.go.jp/hospital/guide/anywhere.html〕を展開している．ここでは，リモートワークで酷使されがちな目や頸部，上肢，体幹のストレッチなどを重点的に行うリフレッシュコースや，家でも積極的に体を鍛える筋トレコースなどを提供している．さらに，HEPOP® は一般高齢者向けに作成されたものだが，なんらかの疾患を持っていても，福祉サービスや集いの場の閉鎖などによって活動の機会が奪われた人に対して，基礎疾患により深く配慮した「高齢者のための在宅活動ガイド HEPOP®-活動・運動のススメ 楽しく続ける運動メニュー 72 選[26]」も発刊している．この本では，脳疾患，運動器疾患，呼吸器疾患，生活習慣病などを持つ人に向けて，疾患の進行を予防するための運動や，疾患による生活上の問題を軽減できるようなアドバイスを多数掲載している．

このように，HEPOP® は長引くコロナ禍のなかで，当初想定していた利用者である一般高齢者の枠を超え，多様性を持つ様々な世代の人が状況に応じて利用できるよう発展してきた．今後は，このような在宅での活動の実施率の調査や，長期的な効果についての検証を予定している．この検証によって，コロナ禍にあっても正しく将来を見据え，感染予防と活動のバランスをとりながら健康を維持するための 1 つの手段として，HEPOP® がどのような役割を果たせるのかを考え，さらなる発展を目指したい．

文　献

1) Tison GH, et al：Worldwide Effect of COVID-19 on Physical Activity：A Descriptive Study. *Ann Intern Med*, **173**(9)：767-770, 2020.
2) Górnicka M, et al：Dietary and Lifestyle Changes During COVID-19 and the Subsequent Lockdowns among Polish Adults：A Cross-Sectional Online Survey PLifeCOVID-19 Study. *Nutrients*, **12**(8)：2324, 2020.
3) Fitbit Inc：The Impact of Coronavirus on Global Activity（Online）. 25 March 2020,〔https://blog.fitbit.com/covid-19-global-activity/〕
4) Yamada M, et al：Effect of the COVID-19 epidemic on physical activity in community-dwelling older adults in Japan：a cross-sectional online survey. *J Nutr Health Aging*, **24**(9)：948-950, 2020.
5) Kawamura K, et al：Impact of the Coronavirus Disease 2019 Outbreak on Activity and Exercise Levels among Older Patients. *J Nutr Health Aging*, **25**(7)：921-925, 2021.
   Summary　コロナ禍においては，非フレイルや要介護者と比べてフレイルの人がより活動自粛の影響を受けやすく，心身機能の悪化を招きやすいことを明らかにした．
6) 日本老年医学会：「新型コロナウイルス感染症」高齢者として気をつけたいポイント.〔https://www.jpn-geriat-soc.or.jp/citizen/coronavirus.html〕
7) Clegg A, et al：Frailty in elderly people. *Lancet*, **381**(9868)：752-762, 2013.
8) Fried LP, et al：Cardiovascular Health Study Collaborative Research Group：Frailty in older adults：evidence for a phenotype. *J Gentol A Biol Sci Med Sci*, **56**：M146-M156, 2001.
9) 日本老年医学会：フレイルに関する日本老年医学会からのステートメント. 2014.〔https://jpn-geriat-soc.or.jp/info/topics/pdf/20140513_01_01.pdf〕
10) Lim WS, et al：COVID-19 and older people in Asia：Asian Working Group for Sarcopenia calls to action. *Geriatr Gerontol Int*, **20**(6)：547-558, 2020.
   Summary　コロナ禍においては，正しい感染対策を行いながら適切な活動を維持し，感染対策と活動のバランスをとってフレイルの進行を予防する必要があることを提言した．
11) NCGG-HEPOP2020作成委員会：国立長寿医療研究センター 在宅活動ガイド2020一般高齢者向け基本運動・活動編. 2020,〔https://www.ncgg.go.jp/hospital/guide/index.html〕
12) Yamada M, et al：Predictive Value of Frailty Scores for Healthy Life Expectancy in Community-Dwelling Older Japanese Adults. *J Am Med Dir Assoc*, **16**(11)：1002.e7-1002.e11, 2015.（荒井秀典（編）：長寿医療研究開発費事業(27-33)『フレ

イル診療ガイド2018年版』，p.8，ライフ・サイエンス，2018.)

13) 厚生労働省：後期高齢者の質問票.〔https://www.mhlw.go.jp/content/12401000/000557576.pdf〕

14) 厚生労働省：基本チェックリスト.〔https://www.mhlw.go.jp/topics/2009/05/dl/tp0501-1f_0005.pdf〕

15) Dent E, et al：The Asia-Pacific Clinical Practice Guidelines for the Management of Frailty. *J Am Med Dir Assoc*, 18(7)：564-575, 2017.

16) Arai H, et al：Chapter 4 Treatment of sarcopenia. *Geriatr Gerontol Int*, 18(Suppl 1)：28-44, 2018.

17) 荒井秀典：日本サルコペニア・フレイル学会（編），サルコペニア・フレイル指導士テキスト，pp.25-30，新興医学出版社，2020.

18) Van Roie E, et al：Strength training at high versus low external resistance in older adults：effects on muscle volume, muscle strength, and force-velocity characteristics. *Exp Gentol*, 48(11)：1351-1361, 2013.

19) Agergaard J, et al：Light-load resistance exercise increase muscle protein synthesis and hypertrophy signaling in elderly men. *Am J Pyhsiol Endcrinol Metab*, 312(4)：E326-E338, 2017.

20) 西尾正輝：フレイル，サルコペニアと摂食嚥下障害. ディサースリア臨床研究, 7(1)：28-38, 2017.

21) 日本歯科医師会：歯科診療所におけるオーラルフレイル対応マニュアル2019年版.〔http://www.jda.or.jp/dentist/oral_flail/pdf/manual_all.pdf〕

22) Wirth R, et al：Oropharyngeal dysphagia in older persons-from pathphysiology to adequate intervention：a review and summary of an international expert meeting. *Clin Interv Aging*, 11：189-208, 2016.

23) 大沢愛子ほか：高齢者全般のサルコペニアとフレイルの考え方. 嚥下医学, 9(1)：12-18, 2020.

24) Osawa A, et al：Balancing infection control and frailty prevention during and after the COVID-19 pandemic：Introduction of the NCGG Home Exercise Program for Older People 2020. *Geriatr Gerontol Int*, 9：846-848, 2020.
　Summary HEPOP® の英語版を紹介.

25) Kamiya A, et al：Video demonstrating NCGG-HEPOP 2020 exercises for older adults. *Geriatr Gerontol Int*, 21(9)：871-872, 2021.

26) 国立長寿医療研究センター・在宅活動ガイド（NCGG-HEPOP）作成委員会：荒井秀典（監修），大沢愛子ほか（編），高齢者のための在宅活動ガイドHEPOP®-活動・運動のススメ 楽しく続ける運動メニュー72選, ライフ・サイエンス出版, 2021.

MB Med Reha **No.274**：**69**-**77**, 2022

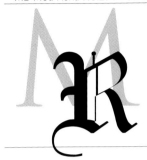

特集／超高齢社会に備えたサルコペニア・フレイル対策
―2025年を目前として―

消化器外科手術における
サルコペニア・フレイル対策
―術前サルコペニア診断と周術期リハビリテーション―

山本和義[*1]　黒川幸典[*2]　土岐祐一郎[*3]

Abstract　高齢消化器癌手術において, 術前の筋肉量の減少, サルコペニアが術後合併症のリスク因子であり予後不良因子であるという認識は広がっている. また, 術後1か月時点での徐脂肪体重の減少5%以上が術後補助化学療法のコンプライアンス低下や不良な無再発生存期間と相関することも報告されており, 術前と術後の筋肉量減少は高齢消化器癌手術において重要な課題である. 我々のグループでこれまで行ってきた観察研究や, 「術前栄養＋エクササイズプログラム」について解説し, 現在行っているリハビリテーション＋栄養療法(リハビリテーション診療における栄養管理)のランダム化比較試験について紹介する. 術前の介入(リハビリテーション診療における栄養管理, プレハビリテーション)によるベースラインからの底上げ, 術後リハビリテーションによる術後急激な筋力・筋肉量の減少を抑制することによって, 治療成績が改善するのか, きちんとデザインされたRCTの結果が待たれる.

Key words　消化器癌(gastrointestinal cancer), 胃癌(gastric cancer), サルコペニア(sarcopenia), 術前介入(preoperative intervention), プレハビリテーション(prehabilitation)

はじめに

1. サルコペニアについて

加齢に伴う筋力, 筋肉量の低下と定義される「サルコペニア」は, 1989年Rosenbergによって提唱された[1]. その語源はギリシャ語のsarco(筋肉)とpenia(喪失)を合わせてつくられた造語である. サルコペニアは当初, 身体機能や活動性, 誤嚥性肺炎や骨折と関連すると報告されたが[2], 2010年にヨーロッパの学術団体(European working group on sarcopenia in older people；EWGSOP)がサルコペニアの診断アルゴリズムを発表してから[3], 一気にサルコペニアに関する論文数が増加した.

2. 消化器癌におけるサルコペニア

各種消化器癌においても, サルコペニアが治療成績に与える影響についての検討が行われてきた. Idaらは, 食道癌におけるサルコペニア診断をbioelectrical impedance analysis(BIA)法を用いた体成分分析で行い, サルコペニアを有する食道癌患者は術前の呼吸機能が不良で, 術後呼吸器合併症が増加することを報告した. また, Okumuraらは, 膵癌において, CT画像判定を用いたサルコペニア判定で, サルコペニアが膵癌患者の術後全生存期間や無再発生存期間の独立した予後不良因子であることを報告した[4]. 以上のように, 各種消化器癌において, サルコペニア, もしくは筋肉量の減少が, 術後合併症や回復遅延のリスク

[*1] Kazuyoshi YAMAMOTO, 〒565-0871 大阪府吹田市山田丘2-2 E2　大阪大学大学院医学系研究科消化器外科学, 助教
[*2] Yukinori KUROKAWA 同, 准教授
[*3] Yuichiro DOKI, 同, 教授

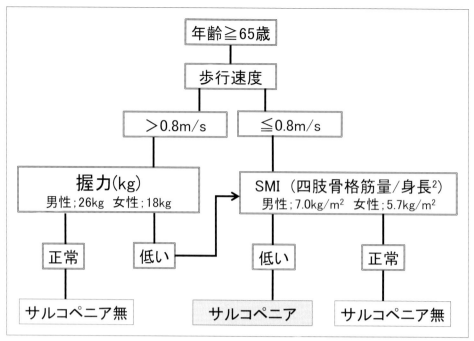

図 1. サルコペニア診断(EWGSOP アルゴリズム)
65 歳以上の高齢胃癌患者に対して,歩行速度と握力,BIA 法を用いた骨間筋
指標を測定し,EWGSOP アルゴリズムに従ってサルコペニア判定を行った.

因子であり,予後不良因子であるといった報告が
散見される.

サルコペニアが胃癌治療に与える影響

1. 胃癌術前患者におけるサルコペニアの頻度

　我々も,国立病院機構大阪医療センターにおい
て 2012 年 7 月から,消化器癌手術を受ける 65 歳
以上の高齢者に対して,EWGSOP[3]が提唱するア
ルゴリズムに基づき,サルコペニアの有無診断を
開始した(**図1**).2012 年 7 月～2015 年 1 月の期間
で初発胃癌に対して胃切除術を行った 65 歳以上
の高齢患者 99 例を検討したところ,21 例
(21.2%)がサルコペニアと診断された[5].年齢別
でみると,65～69 歳では 10.5%に対し,70～79
歳では 19.2%,80 歳以上では 32.1%と年齢が上
がるにつれてサルコペニア有病率は上昇していた.

2. サルコペニアが胃癌手術治療の短期・長期成績に与える影響

1) 短期成績

　上記 21 例のサルコペニア群と,78 例の非サル
コペニア群について,背景因子や術前の食事摂取
量,術後合併症発生率,予後について検討を行っ
た.サルコペニア群で,男性が多く(90.5 vs.
60.3%,P=0.0091),BMI が低く(19.2 vs. 22.8
kg/m²),Stage Ⅲa 以上の進行癌の割合が高かっ
た(57.1 vs. 23.1%,P=0.0035).術前栄養摂取状
況を国立病院機構大阪医療センターの管理栄養士
が食物摂取頻度調査にて調査すると,サルコペニ
ア群で有意に術前摂取カロリーが低く(23.9 vs.
27.8 kcal,P=0.0013),術前摂取タンパク質量が
低かった(0.86 vs. 1.04 g/kg/日,P=0.0005).術
後合併症の発生頻度をみると,Clavien-Dindo 分
類 Grade Ⅲa 以上の重篤な術後合併症発生頻度が
サルコペニア群で有意に高く(28.6 vs. 9.0%,
P=0.029).多変量解析にてサルコペニアが重篤
な術後合併症発生の独立したリスク因子であった
(OR 5.12,95%CI 1.14～25.61,P=0.033)[5].

2) 長期成績

　同じ症例コホートにて,胃癌術後の無再発生存
期間,全生存期間について検討を行った.観察期
間中央値55か月において,サルコペニア群は有意
に術後無再発生存期間(P<0.0001),全生存期間
(P<0.0001)が不良であった(**図2**).また,全生存
期間についてサルコペニアは独立した予後不良因

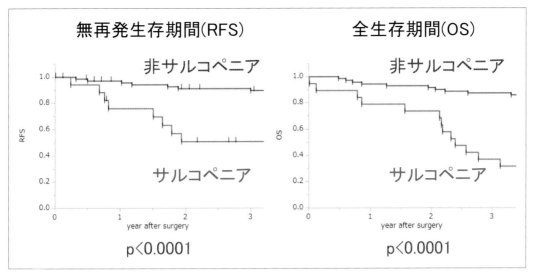

図 2. サルコペニアと胃癌予後
サルコペニア群は非サルコペニア群に比べて有意に無再発生存期間,
全生存期間が不良であった(P<0.0001).

子であった(HR 2.92, 95%CI 1.15〜7.75, P＝0.025)[6]. 治療内容でみると, サルコペニア群では再発巣切除や抗癌剤の併用療法といった, より aggressive な治療を受けていない傾向があり, 再発後の生存率も有意に不良であった(P＝0.043). さらに, 胃癌による生存期間(疾患特異的生存期間)だけでなく, 他病死と呼ばれる疾患非特異的生存期間も有意に不良であった(P＝0.0010).

3）メタ解析の結果

我々のデータを含んだ systematic review, メタ解析も報告されており, 胃癌に対して治療前に CT あるいは BIA 法で体組成を測定した 39 試験全 8,402 例の解析にて, サルコペニアは全合併症, 重篤な合併症, 呼吸器合併症, 心血管系合併症の独立したリスク因子であり, 予後についても, 全生存期間, 無再発生存期間, 疾患特異的生存期間の独立した予後不良因子であることが示されている[7].

4）術前栄養＋エクササイズプログラムの作成

高齢胃癌患者において, 術前サルコペニアは短期成績(術後重篤な合併症), 長期成績(予後)のいずれに対しても悪影響を及ぼしていた. 社会の高齢化に伴い, 高齢胃癌患者は増加しており, この増加する高齢胃癌患者を対象に, 重篤な術後合併症を減少させ, 治療成績を向上させる目的で, 外科医・管理栄養士・理学療法士が協力し, 2014 年 2 月「術前栄養＋エクササイズプログラム」を作成し, 実践した[8]. その当時は同様の報告はなく, 担癌高齢患者で, 術前の短期間であってもサルコペニアを少しでも改善させることはできるのかわからなかった. まずは安全性と効果をみるために, 単群の観察研究を行った. サルコペニアと診断された高齢胃癌患者に対して, 栄養療法とエクササイズを手術目的の入院まで自宅で行っていただくプログラムで, 栄養療法として 1 日標準体重当たり 28 kcal 以上, タンパク 1.2 g 以上を推奨し, 筋肉を効果的に増加させる目的で HMB(β-hydroxy-β-methylbutyrate)含有飲料(アバンド®)を 1 日 2 包内服していただいた. エクササイズとしては, 有酸素運動として 1 日 1 時間のウォーキング, 10 kg のハンドグリップに加え, レジスタンス運動を行った. レジスタンス運動は理学療法士協力のもと作成し, 最大筋力の 40〜60% 程度の負荷 10 回を基本とし, 各メニューを 10 回ずつ 1 日 3 回実施する, パターン A と B を作成し, A と B を 1 日ごと交互に実施していただいた(図 3).

5）術前栄養＋エクササイズプログラムの結果

2014 年 2 月〜2016 年 1 月の間で, 国立病院機構大阪医療センター外科に外来初診の 65 歳以上の胃癌術前患者 90 例のうち, EWGSOP に基づくサ

パターンA

腕立てふせ

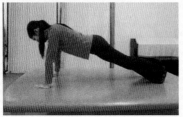

スクワット

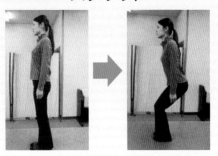

腹筋②

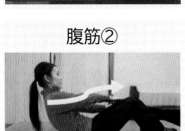

パターンB

踵挙げ

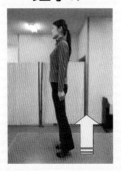

腹筋①

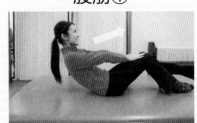

四つん這い

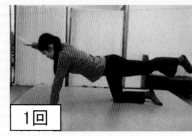
1回

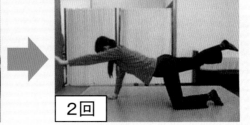
2回

図 3. 術前栄養＋エクササイズプログラムのレジスタンス運動
パターン A とパターン B を作成した．各メニュー 10 回ずつ 1 日 3 セットを行い，
パターン A とパターン B を 1 日ごと交互に実施していただいた．

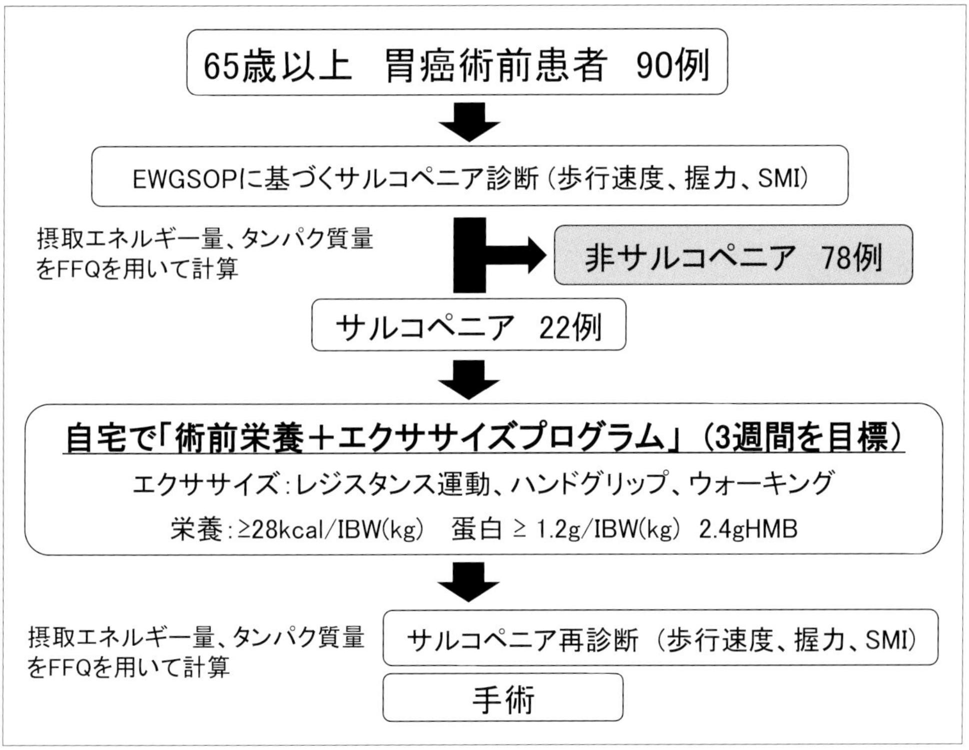

65歳以上　胃癌術前患者　90例

↓

EWGSOPに基づくサルコペニア診断（歩行速度、握力、SMI）

摂取エネルギー量、タンパク質量
をFFQを用いて計算

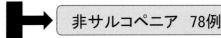

→　非サルコペニア　78例

サルコペニア　22例

↓

自宅で「術前栄養＋エクササイズプログラム」（3週間を目標）

エクササイズ：レジスタンス運動、ハンドグリップ、ウォーキング

栄養：≧28kcal/IBW(kg)　蛋白 ≧ 1.2g/IBW(kg)　2.4gHMB

↓

摂取エネルギー量、タンパク質量
をFFQを用いて計算

サルコペニア再診断（歩行速度、握力、SMI）

手術

図4. 「術前栄養＋エクササイズプログラム」の概要

ルコペニアは 22 例であった．この 22 例に対して「術前栄養＋エクササイズプログラム」を実施した（**図4**）．3週間を目標として自宅で実施していただき，入院時に再度 EWGSOP に基づくサルコペニア診断を再検した．介入期間中央値 16 日（7～26日）と短期間の介入であったが，握力が有意に増加し（20.0→21.2 kg，P＝0.022），歩行速度（0.80→0.85 m/秒，P＝0.064）と骨格筋指標（6.12→6.22 kg/m2，P＝0.060）が改善傾向であった．22 例のサルコペニア症例のうち，4 例が非サルコペニアとなった．握力などの筋力は短期間の介入でも増加するが，筋肉量は 3 週間以上介入できた症例でのみ増加しており，筋肉量を増加させるには 3 週間以上の介入が必要であることが判明した．「術前栄養＋エクササイズプログラム」は，術前の限られた期間でもサルコペニアをある程度改善し，治療成績向上に寄与する可能性があると報告した[8]．

術後リハビリテーション

1．胃癌クリニカルパス改訂とサルコペニア判定導入

2017 年 4 月，筆者の異動に伴い，舞台は大阪国際がんセンターに移る．大阪国際がんセンターでは，当時胃癌術前患者に対するサルコペニア判定は行っていなかった．それまで胃癌術後 7 日目に退院する「胃癌術後 7 日目退院クリニカルパス（CP）」を用いていたが，術後在院日数をさらに短縮，および早期社会復帰を目標に，食事再開時期や点滴の内容を変えずに術後 6 日目に退院する「胃癌術後 6 日目退院CP」の導入を計画していた．ただし，2017 年 4～9 月の初発胃癌症例 112 例のうち，CP 通り術後 7 日目までに退院できていた症例が 84 例，8 日以上要した症例が 28 例あり，この 2 群を比較検討したところ，8 日以上要した症例で，年齢 65 歳以上の症例が有意に多く（P＝0.028），胃全摘術と噴門側胃切除症例が有意に多かった（P＝0.0036）．逸脱症例を減らすため，「胃癌術後 6 日目退院CP」改訂と同時に，65 歳以上の

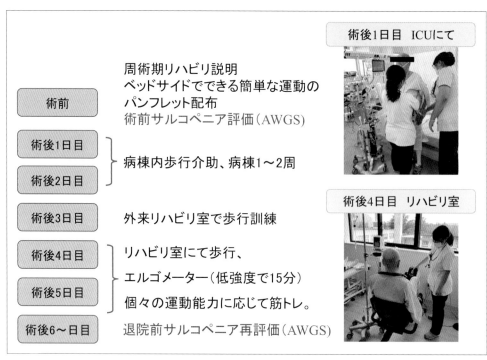

術前　周術期リハビリ説明
ベッドサイドでできる簡単な運動の
パンフレット配布
術前サルコペニア評価（AWGS）

術後1日目　ICUにて

術後1日目
術後2日目　病棟内歩行介助、病棟1～2周

術後3日目　外来リハビリ室で歩行訓練

術後4日目
術後5日目
リハビリ室にて歩行、
エルゴメーター（低強度で15分）
個々の運動能力に応じて筋トレ。

術後4日目　リハビリ室

術後6～日目　退院前サルコペニア再評価（AWGS）

図 5. 胃癌術後 6 日目退院 CP

高齢者と胃全摘術および噴門側胃切除術症例に対
しては周術期リハビリテーションを同時導入し，
これに合わせて術前入院時と退院時にアジアのサ
ルコペニアワーキンググループが提唱する
AWGS（Asian working group of sarcopenia）サル
コペニア判定を同時導入した[9]．

2．術後リハビリテーション

1）リハビリの実際

「胃癌術後 6 日目退院 CP」の内容と術後リハビ
リテーションの内容について**図5**に示す．術前か
ら理学療法士が術後リハビリテーションについて
のオリエンテーションを行い，基本的に一貫して
同じ理学療法士が術後のリハビリテーションを行
う．術後 1 日目の初回離床は看護師同席で理学療
法士が行い，術後 3 日目までは歩行訓練を中心に，
4 日目以降は外来リハビリテーション室にてエル
ゴメーターを用いたトレーニングを行い，術前入
院時と退院時にそれぞれ AWGS サルコペニア判
定を行った．プロの理学療法士が初回離床するこ
とで，長時間手術の患者，術後 ICU に入室した患
者，シリンジポンプや酸素がついたままの患者で
あっても安全に術後 1 日目に離床できていた．ま

た，一貫して同じ理学療法士が担当し，日々の変
化などコミュニケーションをとることで周術期不
安軽減と回復意欲の励起につながった．エルゴ
メーターは軽負荷で15分ほど行い，前傾タイプは
傷が痛むので推奨しないが，背もたれつき（リカ
ンベント）タイプは痛みが少なく，問題なく実施
できた．

**2）パス改訂と術後リハビリテーション同時導
入の効果**

2017 年 4～9 月の「胃癌術後 7 日目退院 CP」112
例と，2017 年 10 月～2018 年 3 月の「胃癌術後 6 日
目退院 CP」142 例を比較し，胃癌術後 6 日目退院
CP と周術期リハビリテーション同時導入により，
術後合併症や再入院率を増やすことなく，術後在
院日数を短縮できたか検討した．「胃癌術後 7 日目
退院 CP」vs.「胃癌術後 6 日目退院 CP」で合併症発
生率は増加せず（5.4 vs. 5.6%，P＝0.92），術後在
院日数は有意に減少した（7 vs. 6 日，P＜0.0001）．
退院後 30 日以内の予定しない再入院も増加しな
かった（3.8 vs. 2.1%，P＝0.48）[10]．胃癌術後 6 日
目退院 CP では，65 歳以上の高齢者はもはや CP
逸脱のリスクにはなっていなかった．

術前リハビリテーション

1．術前リハビリテーション診療における栄養管理 RCT の開始と試験進捗

大阪国際がんセンターでのサルコペニア判定と術後リハビリテーションが安定してきたところで，国立病院機構大阪医療センターで単群試験として得られた結論「術前栄養＋エクササイズプログラムは，術前の短期間でもサルコペニアをある程度改善し，治療成績向上に寄与する可能性がある」を検証するため，ランダム化比較試験を計画した．「術前栄養＋エクササイズプログラム」[8]では，レジスタンストレーニングが厳しすぎたのか，レジスタンス運動のアドヒアランスが50％前後で満足のいくものではなかった．レジスタンス運動の内容を検討する際，カナダの McGill University からの報告[11]で，食道癌・胃癌手術症例に対する術前プレハビリテーションでは Theraband という伸縮性のあるゴムを利用した筋力強化運動が採用されており，これを参考にした（図6）．栄養療法は，普段通りの食事に加えて，効率的な筋肉量増加を目的として HMB 含有飲料（アバンド®）を1日2包内服していただくこととした．リハビリテーション診療における栄養管理群55例，対照群55例の全110例を登録する予定の RCT（randomized controlled trial）で，2019年4月に特定臨床試験として大阪国際がんセンターの CRB（臨床研究審査委員会）にて承認され，5月に jRCT（Japan registry of clinical trials）登録（jRCTs 051190015），現在症例集積中である．

2．術前リハビリテーション診療における栄養管理 RCT を開始してみて，感想

RCT の説明時に，患者は「若いころに比べて筋肉が落ちた」と認識しており，こちらからは「筋肉量の減少が術後合併症や予後不良と関係すること」を説明している．ただ，その反応として，術前リハビリテーション診療における栄養管理を「したい」と思う方がいる一方で，「したくない」「できない」という方も一定数存在する．丁寧に IC を行い，術前リハ栄養群・対照群にランダムに割付けられることを納得していただけた方のみ試験に参加，登録させていただいている．

高齢者外科手術におけるサルコペニアの予防と対策

我々は2012年にサルコペニアの概念を知り，消化器外科特に胃癌手術において，サルコペニアが術後重篤な合併症発生や予後不良と相関することを認識し，単群の前向きの観察研究を報告し，現在ランダム化比較試験を実施中である．術後については，Aoyama らによると，術後1か月の徐脂肪体重の減少は，術後補助化学療法のコンプライアンスを低下させ[12]，不良な無再発生存期間（RFS）と相関すると報告されている[13]．自験例，他グループからの報告をみても，サルコペニアもしくは低筋肉量は，高齢消化器癌手術において術後合併症，予後不良のリスクであることは明らかだが，介入によって筋力，身体機能，筋肉量が改善し，さらには合併症が減り，予後も改善したという報告はない．これまでの報告をまとめると，①術前の介入で身体機能と筋力は改善する[8)11]，②筋肉量が増加するには3週間以上の介入が必要である[8]，③サルコペニアが改善すれば予後が改善するかは不明，④術後リハビリテーションによって早期回復，在院日数の短縮が期待できる[10]．まだまだ検証すべき課題が多く発展途上の分野であるが，高齢者外科手術において，年齢とともに低下する筋力，筋肉量を「術前リハビリテーション診療における栄養管理」によって術前に底上げしておき，術後急激に低下することを「術後リハビリテーション」で抑えることが重要と考える．リハビリテーション診療における栄養管理で本当に治療成績が改善するのか，個々の患者の身体機能に応じた効率的な方法は何なのか，しっかりデザインされたランダム比較試験にて検証すべき課題である．

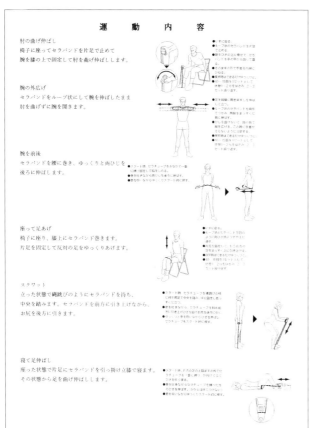

◀ a．Thera-band についている説明書

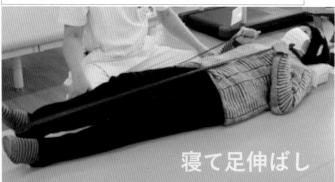

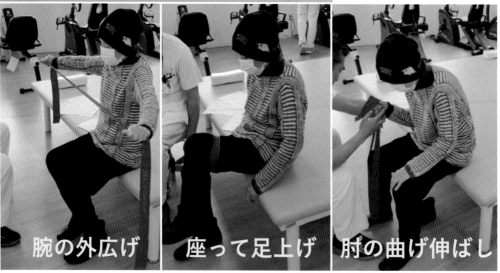

▲ b．術前リハビリテーション診療における栄養管理 RCT では，Thera-band を用いた筋力強化運動を行う．AWGS サルコペニア判定に続き，理学療法士により筋力強化運動の説明を行う．

図 6．術前リハビリテーション診療における栄養管理 RCT の筋力強化運動の内容

文 献

1) Rosenberg IH : Sarcopenia : origins and clinical relevance. *J Nutr*, **127**(5 Suppl) : 990s-991s, 1997.

2) Baumgartner RN, et al : Epidemiology of sarcopenia among the elderly in New Mexico. *Am J Epidemiol*, **147**(8) : 755-763, 1998.

3) Cruz-Jentoft AJ, et al : Sarcopenia : European consensus on definition and diagnosis : Report of the European Working Group on Sarcopenia in Older People. *Age Ageing*, **39**(4) : 412-423, 2010.

4) Okumura S, et al : Impact of preoperative quality as well as quantity of skeletal muscle on survival after resection of pancreatic cancer. *Surgery*, **157**(6) : 1088-1098, 2015.

5) Fukuda Y, et al : Sarcopenia is associated with severe postoperative complications in elderly gastric cancer patients undergoing gastrectomy. *Gastric Cancer*, **19**(3) : 986-993, 2016.

6) Yamamoto K, et al : Sarcopenia Is Associated With Impaired Overall Survival After Gastrectomy for Elderly Gastric Cancer. *Anticancer Res*, **39**(8) : 4297-4303, 2019.

7) Kamarajah SK, et al : Body composition assessment and sarcopenia in patients with gastric cancer : a systematic review and meta-analysis. *Gastric Cancer*, **22**(1) : 10-22, 2019.

8) Yamamoto K, et al : Effectiveness of a preoperative exercise and nutritional support program for elderly sarcopenic patients with gastric cancer. *Gastric Cancer*, **20**(5) : 913-918, 2017.

9) Chen LK, et al : Asian Working Group for Sarcopenia : 2019 Consensus Update on Sarcopenia Diagnosis and Treatment. *J Am Med Dir Assoc*, **21**(3) : 300-307.e2, 2020.

10) 山本和義ほか：周術期リハビリテーションを付加した胃癌術後6日目退院パスの導入. 外科と代謝・栄, **53**(5)：251-258, 2019.

11) Minnella EM, et al : Effect of Exercise and Nutrition Prehabilitation on Functional Capacity in Esophagogastric Cancer Surgery : A Randomized Clinical Trial. *JAMA Surg*, **153**(12) : 1081-1089, 2018.

12) Aoyama T, et al : Loss of Lean Body Mass as an Independent Risk Factor for Continuation of S-1 Adjuvant Chemotherapy for Gastric Cancer. *Ann Surg Oncol*, **22**(8) : 2560-2566, 2015.

13) Aoyama T, et al : The postoperative lean body mass loss at one month leads to a poor survival in patients with locally advanced gastric cancer. *J Cancer*, **10**(11) : 2450-2456, 2019.

FAX による注文・住所変更届け

改定：2015 年 1 月

　毎度ご購読いただきましてありがとうございます．

　読者の皆様方に小社の本をより確実にお届けさせていただくために，FAX でのご注文・住所変更届けを受けつけております．この機会に是非ご利用ください．

◇ご利用方法

　FAX 専用注文書・住所変更届けは，そのまま切り離して FAX 用紙としてご利用ください．また，注文の場合手続き終了後，ご購入商品と郵便振替用紙を同封してお送りいたします．**代金が 5,000 円をこえる場合，代金引換便とさせて頂きます．**その他，申し込み・変更届けの方法は電話，郵便はがきも同様です．

◇代金引換について

　本の代金が 5,000 円をこえる場合，代金引換とさせて頂きます．配達員が商品をお届けした際に，現金またはクレジットカード・デビットカードにて代金を配達員にお支払い下さい(本の代金＋消費税＋送料)．(※年間定期購読と同時に 5,000 円をこえるご注文を頂いた場合は代金引換とはなりません．郵便振替用紙を同封して発送いたします．代金後払いという形になります．送料は定期購読を含むご注文の場合は頂きません)

◇年間定期購読のお申し込みについて

　年間定期購読は，1 年分を前金で頂いておりますため，代金引換とはなりません．郵便振替用紙を本と同封または別送いたします．送料無料，また何月号からでもお申込み頂けます．

　毎年末，次年度定期購読のご案内をお送りいたしますので，定期購読更新のお手間が非常に少なく済みます．

◇住所変更届けについて

　年間購読をお申し込みされております方は，その期間中お届け先が変更します際，必ずご連絡下さいますようよろしくお願い致します．

◇取消，変更について

　取消，変更につきましては，お早めに FAX，お電話でお知らせ下さい．

　返品は，原則として受けつけておりませんが，返品の場合の郵送料はお客様負担とさせていただきます．その際は必ず小社へご連絡ください．

◇ご送本について

　ご送本につきましては，ご注文がありましてから約 1 週間前後とみていただきたいと思います．お急ぎの方は，ご注文の際にその旨をご記入ください．至急送らせていただきます．2～3 日でお手元に届くように手配いたします．

◇個人情報の利用目的

　お客様から収集させていただいた個人情報，ご注文情報は本サービスを提供する目的(本の発送，ご注文内容の確認，問い合わせに対しての回答等)以外には利用することはございません．

　その他，ご不明な点は小社までご連絡ください．

株式会社 全日本病院出版会　〒113-0033 東京都文京区本郷 3-16-4-7 F　電話 03(5689)5989　FAX03(5689)8030　郵便振替口座 00160-9-58753

FAX 専用注文書

ご購入される書籍・雑誌名に○印と冊数をご記入ください

○	書 籍 名	定価	冊数
	輝生会がおくる！リハビリテーションチーム研修テキスト　新刊	¥3,850	
	ポケット判　主訴から引く足のプライマリケアマニュアル　新刊	¥6,380	
	まず知っておきたい！がん治療のお金，医療サービス事典	¥2,200	
	カラーアトラス　爪の診療実践ガイド　改訂第2版	¥7,920	
	明日の足診療シリーズⅠ 足の変性疾患・後天性変形の診かた	¥9,350	
	運動器臨床解剖学—チーム秋田の「メゾ解剖学」基本講座—	¥5,940	
	ストレスチェック時代の睡眠・生活リズム改善実践マニュアル	¥3,630	
	超実践！がん患者に必要な口腔ケア	¥4,290	
	足関節ねんざ症候群—足くびのねんざを正しく理解する書—	¥5,500	
	読めばわかる！臨床不眠治療—睡眠専門医が伝授する不眠の知識—	¥3,300	
	骨折治療基本手技アトラス—押さえておきたい10のプロジェクト—	¥16,500	
	足育学　外来でみるフットケア・フットヘルスウェア	¥7,700	
	四季を楽しむビジュアル嚥下食レシピ	¥3,960	
	病院と在宅をつなぐ 脳神経内科の摂食嚥下障害—病態理解と専門職の視点—	¥4,950	
	睡眠からみた認知症診療ハンドブック—早期診断と多角的治療アプローチ—	¥3,850	
	肘実践講座　よくわかる野球肘　肘の内側部障害—病態と対応—	¥9,350	
	医療・看護・介護で役立つ嚥下治療エッセンスノート	¥3,630	
	こどものスポーツ外来—親もナットク！このケア・この説明—	¥7,040	
	野球ヒジ診療ハンドブック—肘の診断から治療，検診まで—	¥3,960	
	見逃さない！骨・軟部腫瘍外科画像アトラス	¥6,600	
	肘実践講座 よくわかる野球肘　離断性骨軟骨炎	¥8,250	
	これでわかる！スポーツ損傷超音波診断 肩・肘＋α	¥5,060	
	達人が教える外傷骨折治療	¥8,800	
	ここが聞きたい！スポーツ診療Q&A	¥6,050	
	最新　義肢装具ハンドブック	¥7,700	
	訪問で行う 摂食・嚥下リハビリテーションのチームアプローチ	¥4,180	

バックナンバー申込（※ 特集タイトルはバックナンバー 一覧をご参照ください）

❀メディカルリハビリテーション（No）
No_____　　No_____　　No_____　　No_____　　No_____
No_____　　No_____　　No_____　　No_____　　No_____

❀オルソペディクス（Vol/No）
Vol/No_____　Vol/No_____　Vol/No_____　Vol/No_____　Vol/No_____

年間定期購読申込

❀メディカルリハビリテーション		No.		から
❀オルソペディクス		Vol.	No.	から

TEL：	（　　　）	FAX：	（　　　）

ご住所	〒
フリガナ	
お名前	

要捺印　　診療科目

FAX 03-5689-8030 全日本病院出版会行

年　　月　　日

住 所 変 更 届 け

お 名 前	フリガナ	
お客様番号		毎回お送りしています封筒のお名前の右上に印字されております8ケタの番号をご記入下さい。
新お届け先	〒　　　　　　都道 　　　　　　府県	
新電話番号	（　　　　　）	
変更日付	年　　月　　日より	月号より
旧お届け先	〒	

※ 年間購読を注文されております雑誌・書籍名に✓を付けて下さい。

☐ Monthly Book Orthopaedics （月刊誌）

☐ Monthly Book Derma. （月刊誌）

☐ 整形外科最小侵襲手術ジャーナル （季刊誌）

☐ Monthly Book Medical Rehabilitation （月刊誌）

☐ Monthly Book ENTONI （月刊誌）

☐ PEPARS （月刊誌）

☐ Monthly Book OCULISTA （月刊誌）

FAX 03-5689-8030

全日本病院出版会行

2022 年　年間購読のご案内

年間購読料　40,150 円(消費税込)

年間 13 冊発行

(通常号 11 冊・増大号 1 冊・増刊号 1 冊)

送料無料でお届けいたします！

各号の詳細は弊社ホームページでご覧いただけます．
☞www.zenniti.com/

※各号定価 2,750 円(本体 2,500 円＋税)(増刊・増大号を除く)

次号予告

女性とウィメンズヘルスと リハビリテーション診療

No. 275（2022 年 6 月号）

編集企画／佐賀大学医学部附属病院
　　　　リハビリテーション科教授
　　　　　　　　　　　浅見　豊子

オーバービュー……………………浅見　豊子
ウィメンズヘルスと
　神経難病のリハビリテーション
　………………………………中馬　孝容
摂食嚥下障害と
　ウィメンズヘルス……………小口　和代ほか
ウィメンズヘルスと
　回復期・生活期のリハビリテーション
　………………………………浅野　由美
ウィメンズヘルスを考慮した
　痙縮治療……………………大田　哲生
脊髄損傷者の女性特有の問題と
　リハビリテーション医療………加藤　真介
女性の骨粗鬆症と肩こりに対する
　リハビリテーション……………金内ゆみ子ほか

運動・スポーツが女性の
　身体に与える影響……………黒木　洋美ほか
高次脳機能障害とジェンダー……蜂須賀明子ほか
女性切断者のウィメンズヘルスと
　リハビリテーション診療の特徴と課題
　………………………………藤原　清香ほか
ウィメンズヘルスと
　急性期のリハビリテーション…三上　靖夫

編集主幹：宮野佐年　医療法人財団健貢会総合東京病院
　　　　　　　　　　リハビリテーション科センター長
　　　　　　水間正澄　医療法人社団輝生会理事長
　　　　　　　　　　昭和大学名誉教授

No.274　編集企画：
近藤　和泉　国立長寿医療研究センター病院長

Monthly Book Medical Rehabilitation　No.274

2022 年 5 月 15 日発行（毎月 1 回 15 日発行）
定価は表紙に表示してあります.
Printed in Japan

発行者　　末　定　広　光
発行所　　株式会社　全日本病院出版会
〒 113-0033 東京都文京区本郷 3 丁目 16 番 4 号 7 階
　電話（03）5689-5989　Fax（03）5689-8030
　郵便振替口座 00160-9-58753

印刷・製本　三報社印刷株式会社　　　電話（03）3637-0005
広告取扱店　㈱日本医学広告社　　　　電話（03）5226-2791

© ZEN・NIHONBYOIN・SHUPPANKAI, 2022